병 안 걸리는 식사법

현미밥 채식

병 안 걸리는 식사법
현미밥 채식

초　판　1쇄 발행　2009년 12월 22일
　　　　40쇄 발행　2025년 12월 10일

지은이　황성수
펴낸이　박경수
펴낸곳　페가수스

등록번호　제2011-000050호
등록일자　2008년 1월 17일
주　　소　서울시 노원구 월계로 334, 720호.
전　　화　070-8774-7933
팩　　스　0504-477-3133
이 메 일　editor@pegasusbooks.co.kr

ISBN　978-89-960917-8-3　13510

ⓒ황성수, 2009.
이 책은 저작권법에 따라 보호받는 저작물이므로 무단 전재와 무단 복제를 금지하며,
이 책 내용의 전부 또는 일부를 이용하려면 반드시 저작권자와 도서출판 페가수스의
서면동의를 받아야 합니다.

이 도서의 국립중앙도서관 출판예정도서목록(CIP)은 서지정보유통지원시스템 홈페이
지(http://seoji.nl.go.kr)와 국가자료공동목록시스템(http://www.nl.go.kr/kolisnet)에서
이용하실 수 있습니다.(CIP제어번호: CIP2009003887)

※잘못된 책은 바꾸어 드립니다.
※책값은 뒤표지에 있습니다.

편식으로 병을 고치는 의사 황성수의
식 탁 개 혁 프 로 젝 트

병 안 걸리는 식사법

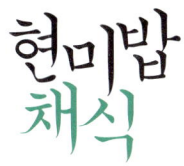
현미밥
채식

황성수(신경외과 전문의) 지음

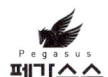
페가수스

추천의 글 1

고혈압과 신장 기능이 극적으로 회복되었다

나는 1948년생으로 올해 62세인 장로교 목사다. 약 12년 전에 고혈압 진단을 받고 약을 먹기 시작했고, 2008년 9월에 옆구리 통증을 느끼고 대학병원 신장내과를 찾았다. 그곳에서 나는 신장기능이 50% 밖에 되지 않으며, 이대로 두면 앞으로 만성 신부전증으로 투석을 하며 살아야 한다는 얘기를 듣게 되었다.

내 실망은 너무도 큰 것이었지만, 병원에서는 딱히 이렇다 할 특별한 처방을 주지 못했다. 하나님의 은총으로 어느 날 〈MBC스페셜〉에 소개된 대구의료원 황성수 박사님의 치료 내용을 보게 되었고, 즉시 대구로 내려가 박사님의 지시를 받기 시작했다.

고기, 생선, 계란, 우유, 커피, 짠 것, 단 것, 흰쌀밥, 보리밥을 먹지 않는 대신 현미밥, 채소, 과일을 중점적으로 섭취했다. 그렇게 3개월이 흐른 뒤, 대학병원 신장 내과 담당의사는 지금까지 이런 치유 효과는 본 적이 없다며, 신장 기능의 80%가 정상으로 돌아왔다는 말을 건넸다. 뿐만 아니라 12년 넘게 나를 괴롭히던 고혈압도 점차 안정을 찾아가고 있다. 약으로 못 고치던 병을 철저한 식이요법으로 부작용 없이 근본적으로 고쳐 준 황성수 박사님께 감사드리며, 고통 받는 모든 분들께 이 귀한 소식을 알려드리게 됨을 기쁘게 생각한다.

배치영 님_ 현리교회 담임목사

추천의 글 2

20년을 괴롭히던 당뇨병이 낫고 있다

   2009년 9월 10일. 며느리를 따라 대구의료원 황성수 선생님을 찾아갔다. 20년 동안 당뇨병 치료를 받았지만, 낫지는 않고 오히려 조금씩 합병증이 생기고 있었다. 의사가 지시하는 대로 약을 먹어왔지만 수치는 좀처럼 나아질 줄 몰랐다. 현미밥채식으로 병을 낫게 한다는 소문을 듣고 찾아가기는 했지만 반신반의했다. 하지만 이왕 마음먹은 김에 일단 해 보기로 하고 입원하였다.

   현미밥채식을 시작하고 일주일 쯤 되니 변비가 없어졌고, 또 얼마 지나지 않아 두통이 사라졌다. 그리고는 체중이 줄기 시작했다. 그러나 혈당이 내려가는 데 까지는 많은 시간이 걸렸다. 노력과 인내가 필요한 시간이었다. 입원한 다음날 20년 간 먹던 당뇨병 약을 끊었다. 그 후 최고 253까지 올라갔던 공복혈당이 석 달이 채 안 된 지금 150대까지 내려갔다. 이런 속도라면 오래지 않아 정상 수준에 이를 것 같다는 생각이 든다.

   두 달 반 동안 체중도 8.7kg 줄었고 신장 기능도 크게 좋아졌다. 내 나이 80에 자식에게 줄 선물이 생긴 것이다. 더 이상 자식들에게 짐이 되지 않게 되었다는 생각에 춤을 추고 싶은 심정이다.

박수선 님 _부산에서

추천의 글 3

아버지의 치매가 몰라보게 좋아졌다

지난 봄, 친정아버지께서 텃밭에 뿌릴 씨앗을 챙기실 무렵이었다. 갑자기 건망증이 심해지며 심장 문제까지 발생하여 일주일동안 모 종합병원에 입원하셨다. 처음에는 병실 내 화장실 출입을 하실 수 있었는데, 그 때도 휴지걸이의 위치를 찾지 못하고, 침대를 찾아 헤매는 등 인지능력과 기억력이 좋지 않으셨다. 그러다가 운동능력까지 떨어지시더니 결국 기저귀를 교체하기 위해 여러 사람을 동원해야 할 정도에까지 이르게 되었다.

제대로 돌봐 드리지 못했다는 죄책감을 느끼던 차에 황성수 박사님과 통화를 하게 되었고, 병원을 옮기게 되었다. 입원과 동시에 현미밥채식을 시작하자, 곧 생리기능수치가 좋아지면서 희망이 보이기 시작했다. 그 뒤로 두 달이 가까워지면서 모든 움직임이 눈에 띄게 좋아지셨고, 화장실을 혼자 가시게 되었고, 문병 간 우리 가족을 향해 웃으며 손을 흔드는 모습까지 보이셨다.

아버지가 건강을 회복하시는 과정에서 음식이 인체에 가져다주는 경이로운 회복력을 보았고, 확고한 신념으로 자연의 먹을거리를 권장하고 치료에 적용하는 황성수 박사님의 고집을 고마운 마음으로 지켜보았다. 박사님이 시행하는 치료법의 혜택을 접할 수 있었던 것에 감사할 따름이다.

노명희 님 _대구시 남구 봉덕동

추천의 글 4

몸무게가 10kg이나 줄어들었다

현미와 현미찹쌀, 서리태와 기장이 들어 있는 밥과 무공해 배추쌈으로 늦은 아침을 먹으면서 입가에 조용한 미소를 지어본다. 20년 이상 이용하던 레포츠 클럽의 수영장이 안전진단을 이유로 폐쇄하게 되면서 운동을 못하면 살이 찌게 되리라는 강박감이 생겼고, 곧바로 황성수 박사님으로부터 들은 현미밥채식을 시작했다. 식사를 바꾸는 것과 함께 금호강변을 한 시간 이상 걷는 운동도 병행했다.

처음 며칠 동안에는 체중의 변화가 없었으나 15일이 지나면서 그토록 원했던 체중이 2kg이나 빠졌다. 그 다음부터는 체중이 거짓말처럼 쭉쭉 빠지기 시작했다. 신기했다. 현미밥과 채소는 마음껏 먹고 다른 것은 싱겁고 알맞게 규칙적으로 먹었다. 그렇게 10개월을 보낸 지금은 이전보다 10kg이나 몸무게가 조절되었다. 살이 빠지니 무엇보다 몸이 가벼워서 좋다. 계속 더 빠지고 있지만 이제는 속도를 조금 조절할 생각이다.

항상 현미식을 주장하시던 황성수 선생님처럼, 이제 내가 교단과 청소년 상담장에서 만나는 사람들에게 저비용 고효율의 현미밥채식을 주장하는 건강지킴이가 되었다.

석호연 님_다사랑요양보호사교육원 전임교수

머리말
자연의 먹을거리에 건강의 답이 있다

건강을 잃고 찾아오는 환자들이나 건강에 관해 상담을 요청해 오는 사람들이 많다. 하지만 어떤 음식을 먹고 어떤 음식을 먹지 말아야 하는지에 관해 물어보는 사람들은 별로 없다. 음식이 건강에 결정적인 영향을 미친다는 사실을 모르고 있기 때문이 아닌가 싶다. 고혈압, 심-뇌혈관질환, 당뇨, 대장암, 비만, 변비 등 현대인들이 갖고 있는 치료가 잘 되지 않는 만성병들은 모두 음식과 연관이 있다. 그러나 많은 사람들이 이를 모르고 있거나 알고도 쉽게 무시해버리는 경향이 있다.

사람의 몸은 먹는 대로 된다. 먹는 음식이 그 사람의 몸을 만들고 삶과 죽음을 결정한다는 얘기다. 과거에는 흔치 않던 병들의 이름을 자주 듣게 되고, 사람을 사망에 이르게 하는 질병의 순위가 바뀌어 가는 이유는 무엇보다 먹는 것의 변화가 가장 결정적이다.

예전에는 먹을 것이 부족해서 문제였는데, 이제는 반대로 너무 과하게 먹는 것이 많은 문제를 일으킨다. 먹는 습관도 크게 변해서 쌀과 채소, 과일을 먹던 습관이 점점 사라지고 고기·생선·우유·계란 같은 과단백 과지방 음식을 일상적으로 먹는 문화가 만연해 있다. 이러한 변화로 인해 소위 성인병이라 불리는 식생활습관병이 크게 증가했고, 한두 가지 식생활습관병을 앓지 않는 사람이 없을 만큼 문제가 점점 심각해지고 있다. 그러나 문제가 이 지경에 이르렀는데도 불구하고 먹는 습관을 바꾸려는 생각은 잘 하지 않는 것 같다.

나는 기회가 있을 때마다 환자들에게 현미밥을 먹으라고 권한다. 아니 환자는 말할 것도 없고 건강한 사람들에게도 현미밥을 먹으라고 한다. 그리고 병원에 입원해서 내게 진료를 받는 환자들에게는 특별히 거부하지 않는 한 현미밥채식을 제공한다. 현미는 어머니의 젖과도 같은 완전한 영양비를 갖추고 있다. 영양성분이 지나치게 과하거나 부족한 동물성 식품들과 달리 꾸준히 먹어도 문제를 일으키지 않는다. 오히려 건강을 잃지 않게 하고 잃었던 건강을 되찾는 데 큰 도움을 준다.

병을 안고 나를 찾은 수많은 환자들이 현미밥을 먹고 달라지는 모습을 본다. 그들 중에는 치료가 불가능해 보이는 중병의 환자들도 있는데, 그들 역시 현미밥을 먹으면서 하루가 다르게 건강을 회복하곤 한다. 어떤 경우에는 기대하지 못했던 극적인 효과가 나타나는 모습을 보면서 나 스스로 놀라기도 한다. 현미밥채식이 아주 강력한 약처럼 작용하여 질병을 치료하는 것이다.

같은 쌀이지만 현미와 백미의 영양학적 가치는 매우 다르다. 탄수화물의 함량만 비슷할 뿐, 칼슘·철·치아민·불포화지방산 등의 함량은 백미가 현미에 비해 훨씬 못하다. 적게 먹어도 배부르게 하여 살찌는 것을 막아주고, 변을 무르게 하여 변비를 막아주는 섬유질의 함량은 세 배 이상이나 차이가 난다. 현미가 건강과 생명의 비밀을 품은 씨앗이라면 씨눈과 속껍질을 깎아낸 백미는 생명이 사라진 죽은 씨앗이며 가공식품이다.

보기에 좋고 입에 달고 부드러운 것을 찾는 동안 사람들의 몸은 날로 황폐해져갔다. 건강을 찾고 몸을 비옥하게 만들기 위해서는 먹을거리를 바꾸는 게 최선이다. 과단백 과지방 식품과 영양이 사라진 백미를 몰아내고, 건강을 품은 현미밥채식으로 돌아와야 한다. 자연의 먹을거리를 되찾음으로써 수많은 사람들이 질병에서 벗어나 건강을 되찾고 유지하게 되기를 바라는 마음 간절하다.

황성수

차례

머리말 _ 자연의 먹을거리에 건강의 답이 있다
프롤로그 _ 나는 왜 현미밥채식을 하게 되었나

1 현미, 생명을 품은 건강의 씨앗

밥을 먹지 않는 습관이 생활습관병을 부른다 ······ 23
현미는 건강의 비밀을 간직한 씨앗이다 ······ 29
현미와 백미의 영양 가치는 하늘과 땅 차이다 ······ 35
현미처럼 보이는 가짜 현미를 조심하라 ······ 43
진짜 완전식품은 우유가 아니라 현미다 ······ 47
발아현미는 비싼 만큼 좋은 식품일까 ······ 52
현미에 대한 편견과 오해 그리고 진실 ······ 61
현미밥은 먹을수록 맛이 나는 식품이다 ······ 65
현미는 소화가 느려서 좋다 ······ 69
소화율이 낮아야 먹어도 살이 안 찐다 ······ 73
건강하게 키우고 싶다면 아이에게 현미를 먹여라 ······ 78
현미밥먹기, 생각보다 금방 익숙해진다 ······ 82

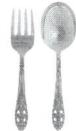

2 현미, 병을 다스리는 자연의 명약

현미만으로는 단백질이 부족할까 ······ 89
현미에는 정말 탄수화물이 지나치게 많을까 ······ 94
생선을 먹는 것이 정말 건강에 좋을까 ······ 100
현미는 비만을 확실하게 치료한다 ······ 104
현미가 체내의 콜레스테롤 수치를 낮춘다 ······ 108
현미는 매우 강력한 고혈압 치료제다 ······ 113
현미는 당뇨병 치료에 큰 효과가 있다 ······ 117
현미는 동맥경화증을 후퇴시켜 심뇌혈관병을 낫게 한다 ······ 122
현미의 섬유질이 대장암의 발생을 억제한다 ······ 127
골다공증을 예방하는 것은 우유가 아니라 현미다 ······ 134
현미만 먹어도 철결핍성 빈혈은 문제없다 ······ 139
현미는 콜레스테롤 담석을 예방한다 ······ 142
현미는 변을 무르게 하고 변비를 치료한다 ······ 145

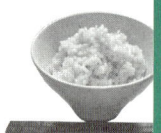

3 현미, 어떻게 먹는게 좋을까

어떤 현미를 사서 어디에 저장해야 할까 …… **151**
현미밥 짓고 먹고 보관하는 법 …… **157**
현미밥 어떻게 적응해가는 게 좋을까 …… **162**
현미밥을 먹기 힘든 노인과 환자를 위한 섭취법 …… **167**
혁명적으로 간편한 현미 생식 1 …… **172**
혁명적으로 간편한 현미 생식 2 …… **178**
현미 대신 밀을 먹는 것은 어떨까 …… **182**
현미 대신 잡곡을 먹는 것은 어떨까 …… **190**
현미 대신 보리쌀을 먹는 것은 어떨까 …… **196**
빵 대신 현미로 떡을 만들어 먹자 1 …… **200**
빵 대신 현미로 떡을 만들어 먹자 2 …… **205**

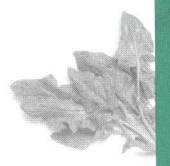

4 현미, 사람을 살리는 친환경 먹을거리

현미식은 평생 졸업하지 말아야 할 건강식 ······ 215
현미 먹는 문화를 만들고 퍼뜨리자 ······ 219
현미식이 밥 굶는 문제를 해결한다 ······ 224
식량을 남의 손에 맡길 수는 없다 ······ 228
유기농 현미식이 쌀 문제를 해결한다 ······ 233

맺음말 ······ 238

프롤로그
나는 왜 현미밥채식을 하게 되었나

아주 우연한 기회에 한 권의 책을 접하게 되었다. 일본인 치과의사가 쓴 현미에 관한 글이었다. 나이 사십이 되어서였다. 일상적으로 먹고 있는 밥에 대해 너무 모르고 있었다는 부끄러움과 함께 호기심이 생겼고, 곧바로 현미밥을 먹기 시작했다. 특별한 병이 있어서라기보다 몸에 대한 궁금증을 해소하기 위해서였다.

그와 함께 몸에 대한 공부도 다시 시작했다. 공부를 하면서 스승들이 가르쳐 주시지 않았고 내 자신도 몰랐던 것들을 기초 의학서적 안에서 발견했다. 고단백의 동물성 식품이 몸에 전혀 맞지 않다는 사실이었다. 이와 동시에 현미가 몸이 요구하는 성분을 완벽하게 충족시킨다는 사실을 발견했고, 곧장 현미에 빠져들게 되었다.

나는 뇌혈관병(중풍)을 전문으로 치료하는 신경외과 의사다. 뇌혈관병은 대부분 고혈압과 당뇨병을 가진 사람들에게 생기는 병이며, 이 두 가지 병을 해결하지 못하면 뇌혈관병이 낫지도 않을 뿐만 아니라 호전되다가도 재발한다. 게다가 내과 의사들이 이 병들을 해결 해 줄 수 없다는 사실을 알게 되면서 나 스스로 해결하는 수밖에 없다는 판단을 내렸다. 그리하여 뇌혈관병으로 입원하는 환자에게 현미밥채식을 권하게 되었고, 예상 밖의 효과들이 나타나서 내 자신이 놀라게 되는 일도 빈번히 있었다.

오랫동안 기억에 남을 한 환자 얘기를 할까 한다. 84세의 할머니였다. 그 할머니는 고혈압과 당뇨병으로 40년 간 약을 쓰고 있던 중에 뇌경색, 혈관성 치매가 생겨 혼자서는 걷기도 힘든 상태가 되어 입원했다. 그밖에도 고콜레스테롤 혈증, 고중성지방 혈증, 콩팥기능저하, 비만, 무릎관절염, 난청 등의 증세가 함께 있었다.

나는 할머니에게 혈압약과 당뇨약을 끊고 현미밥채식만 먹도록 지시했다. 처음 얼마동안은 음식이 입에 맞지 않는다며 거부하기도 하고 몰래 동물성 식품이나 가공식품을 먹기도 했지만, 점차 현미밥채식에 익숙해지면서 병이 낫기 시작했다. 3개월이 지나자 정신이 아주 맑아졌고, 지팡이를 짚지 않고 혼자 걸을 수 있게 되었고, 혈압약과 당뇨약을 쓰지 않는 상태에서 혈압과 혈당이 거의 정상 수준이 되었다. 뿐만 아니라 귀도 밝아져서 대화가 자유로워졌다.

이런 경험을 하면서 현미밥채식이 생각보다 놀라운 힘을 발휘한다는 사실에 내 자신도 새삼 놀랐다. 이 같은 극적인 사례 이외에도 여러 환자들을 보면서 현미밥채식이 얼마나 강력한 치료효과를 나타내는지 알게 되고 더 확신하게 되었다. 그 이후로는 고혈압, 당뇨병, 비만, 뇌혈관병, 심장혈관병(협심증 및 심근경색증), 파킨슨병, 치매 등을 가진 환자들에게 현미밥채식을 적극 권하고 있다.

그러는 동안 어려움도 적지 않았다. 현미밥채식에 관한 인식은 일반인들은 말할 것도 없고 전문인들 사이에도 제대로 서 있지 않았다. 당연히 이상한 의사 취급을 당했고 심지어 항의를 받기도 했다. 18년 전부터 줄곧 현미밥채식을 먹어야 한다고 말해 왔지만 최근까지 관심을 가지는 사람은 별로 없었다. 힘든 일도 많이 있었고 외롭기도 했지만 그런 한편으로 보람이 있었다고 생각한다.

지난 1992년 12월부터 나는 환자와 보호자를 대상으로 매월 1회 식생활교육을 해오고 있다. 그렇게 매달 빠짐없이 해오다보니 어느새 200회가 훌쩍 넘었다. 별로 사람들의 관심을 끌지 못해서 어떤 때는 불과 몇

명을 앞혀 놓고 강의하기도 했다. 그러는 동안 그만두고 싶은 생각이 든 적도 한두 번이 아니었다. 하지만 가끔씩 현미밥채식을 하고 나서 병이 낫고 전보다 더 건강해졌다는 환자들의 전화나 이메일을 받게 되면 그간의 노력이 헛되지 않았다는 생각에 가장 기쁘고 고맙다.

  의사생활 35년 동안 가장 보람 있게 생각하는 것이 무어냐고 물으면 나는 주저하지 않고 바로 이 식생활교육이라고 답한다. 앞으로도 기회가 허락하는 한 교육을 계속하고 싶다. 현미밥채식이 널리 보급되어 많은 사람들이 병으로부터 자유로워지기를 기대한다.

일러두기

식품의 성분 분석은 1989년 한국보건사회연구원에서 펴내고 고문사에서 책을 만든 《제5차 개정 한국인의 영양권장량》에서 주로 인용하였다. 성분은 분석한 기관이나 대상에 따라서 조금씩 달라질 수 있으므로 혹시 독자들이 갖고 있는 자료와 다를지라도 큰 틀에서는 문제가 되지 않는 다는 점을 이해하기 바란다. 성분 분석 자료는 조사한 사람마다 조금씩 다르지만 현미와 백미 사이에 큰 차이가 있다는 사실만큼은 일치한다.

1
현미,
생명을 품은 건강의 씨앗

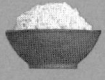

밥을 먹지 않는 습관이 생활습관병을 부른다

예로부터 서양 사람들은 유목생활을 하며 빵과 고기를 주로 먹어왔고, 동양 사람들은 정착생활을 하며 쌀과 채소를 먹고 살아왔다. 그러나 불과 몇 십 년 사이에 서양 문물이 빠르게 보급되면서 우리나라 사람들의 식습관에 큰 변화가 생겼다. 땅이 키워낸 곡식과 채소를 점점 멀리하게 되었고, 고기·생선·우유·계란 같은 육류를 가까이 하게 되었다. 서양의 학자들까지도 아시아의 식습관이 가장 권장할 만하다는 얘기를 하는데, 우리의 음식문화는 어쩐 일인지 빠르게 서구화되고 있다.

줄어드는 쌀 소비량

많은 사람들이 바쁘다는 핑계로 밥 지어먹기를 귀찮아한다. 그 대신

조리가 편하고 쉽게 구해 먹을 수 있는 패스트푸드와 과단백의 고기·생선·우유·계란을 섭취한다. 이로 인해 쌀을 비롯한 곡류의 소비가 예전에 비해 급격히 감소하면서 현대인들 사이에 이른바 식생활습관병이 급증하고 있다. 성인병이라고도 불리는 대부분의 식생활습관병들은 먹는 것이 바뀌면서 생긴 병이라 할 수 있다.

다음 표는 우리나라 국민 한 사람이 한 해에 소비한 쌀과 보리의 소비량이다. 조사를 시작한 1965년 이후 조금씩 상승세를 이어가다가 1970년 136.4킬로그램을 정점으로 서서히 감소하여 2008년에는 75.8킬로그램밖에 먹지 않았다.

연도별 국민 1인당 연간 양곡 소비량 [단위: 킬로그램(kg)]

연도	1965	1970	1975	1980	1985	1990	1995	2000	2005	2008
쌀	120.9	136.4	123.6	132.4	128.1	119.6	106.5	93.6	80.7	75.8
보리	50.0	37.3	36.3	13.9	4.6	1.6	1.5	1.6	1.2	-

이런 추세대로라면 앞으로도 감소세가 계속될 가능성이 높다. 이런 현상은 우리나라에만 국한되지 않는다. 우리처럼 쌀을 주식으로 삼고 있는 일본도 마찬가지 현상이 일어나고 있는데 심지어 우리나라보다 쌀 소비가 더 적다. 이러한 변화 때문에 일본에서도 식생활습관병이 급속히 증가하고 있는 추세다.

왜 이렇게 쌀 소비가 줄어들었을까. 쉽게 생각하면 쌀 대신에 보리나 밀을 더 많이 먹었기 때문일 것 같은데 그게 그렇지가 않다. 보리의 경우 1970년에는 37.3킬로그램 정도 먹었으나 2005년에는 1.2킬로그램밖에 먹지 않았다. 무려 1/30 정도로 섭취량이 줄어든 셈이다. 밀의 경우에는 얘기가 좀 달라서 우리밀은 고사 직전의 상태가 되었고, 약품 처리된 수입밀가루의 소비만 늘어가고 있다.

곡류 소비가 이렇듯 현저하게 줄어들었음에도 불구하고 사람들이 점점 야위어가기는커녕 오히려 비만인구가 급증하고 있다. 이유는 확실하다. 바로 고기·생선·우유·계란·설탕을 많이 먹기 때문이다. 매일 먹는 식탁 위에 고기와 생선, 계란이 끊이지 않고, 아침식사 대신 우유와 계란프라이를 먹기도 할 만큼 쌀이 있던 자리를 이들이 차지해버렸다. 뿐만 아니라 이런저런 술자리나 회식자리에서 고기와 생선을 얼마나 자주 먹는지는 굳이 수치로 확인하지 않아도 그 양이 과하다는 것을 누구나 알 수 있을 것이다.

현재 우리나라 사람들은 이틀에 한 개꼴로 계란을 먹고 있으며, 우유는 3일에 두 팩(400ml) 정도씩 마시고 있다. 설탕은 연간 쌀 소비량의 약 1/3에 해당하는 양인 26킬로그램을 먹고 있다.* 이 양은 하루 2,000kcal를 소비하는 사람이 52일간 식량으로 쓸 수 있을 만큼 엄청난 양이다.

---

* 대한제당협회에서 발표한 2005년도 국민 1인당 연간 설탕 소비량.

식생활습관병의 증가

1970년대만 해도 고혈압, 당뇨병, 비만, 뇌혈관병, 심장혈관병, 치매, 골다공증, 암 등 이른바 식생활습관병이 지금처럼 많지 않았다. 그러나 요즘에는 이 같은 식생활습관병에 걸리지 않은 사람이 별로 없다고 해도 과언이 아닐 만큼 그 숫자가 많아졌다. 불과 수십 년 밖에 되지 않는 세월동안 왜 이토록 급격한 변화가 일어났을까?

앞서 얘기한 것처럼 그동안 우리나라 사람들의 식생활에는 이전과 다른 여러 가지 급격한 변화가 일어났다. 그 중에서도 가장 눈에 띄는 것이 쌀 소비의 감소인데, 1970년에는 국민 1인당 평균 쌀 소비량이 136.4킬로그램이었으나 2008년에는 75.8킬로그램으로 줄어들었다. 거의 반 토막이 난 셈이다. 결국 먹는 것이 몸에 큰 영향을 끼치는 것은 너무도 당연하며, 쌀 대신 점점 더 많이 먹어 온 음식들이 바로 식생활습관병을 급속도로 늘어나게 한 주요 원인이라고 할 수 있다.

일부 전문가들은 식생활습관병을 줄이기 위해서는 지금보다 쌀을 적게 먹어야 한다고 주장하기도 하는데, 이는 본질을 크게 오해한 결과이다. 오히려 지금보다 쌀을 더 많이 먹고 동물성 식품의 섭취를 줄여야만 사람의 몸에 문제를 일으키는 많은 병들을 확실하게 줄일 수 있다.

쌀이 중요하다

동물성 식품의 섭취를 줄이는 대신 쌀을 더 많이 먹어야 한다고 얘기하면, 쌀이 아닌 다른 식물성 식품을 많이 먹는 것은 어떠냐고 묻는 경우가 있다. 그럼 여기서 왜 쌀이 중요한지 알아보자.

　모두 알고 있는 것처럼 농산물에는 쌀을 비롯한 곡식, 채소, 과일 등이 있다. 이들 중 가장 중요한 것이 쌀(곡식)이다. 음식에서 쌀이 차지하는 비중은 거의 절대적이다. 성인은 하루에 적어도 2,000kcal를 낼 수 있는 음식물을 섭취해야 하는데, 채소나 과일로 이만한 열량을 섭취하기는 무척 어렵다. 소처럼 채소를 많이 먹는다면 모를까 일반적인 섭취만으로 필요한 칼로리를 채우기는 불가능에 가깝다. 과일은 채소보다 약간 더 칼로리가 높긴 하지만 쌀과 비교할 수는 없다. 과일을 배불리 먹어도 실제 칼로리 섭취량은 얼마 되지 않는다. 채소와 과일은 수분 함량이 높아서 부피는 커도 칼로리는 낮기 때문이다.

　이와 대조적으로 쌀은 수분 함량이 낮고 칼로리가 높아서 배불리 먹으면 필요한 칼로리를 충분히 얻을 수 있다. 대략 그 양을 제시하면 쌀은 하루에 450그램 정도 먹으면 되고, 채소는 300그램 정도 먹으면 충분하다(채소 300그램은 하루동안 먹기에 조금 많다고 느낄 정도다). 450그램의 쌀과 300그램의 채소에서 수분을 제거하면 쌀이 417그램, 채소가 37.5그램이 된다. 수분을 빼고 나면 쌀이 채소의 11배 이상이나 될 만큼 섭취의 대부분을 차지한다.

　칼로리를 공급하는 것뿐만 아니라 쌀에는 몸을 구성하고 유지하는데 필요한 단백질과 지방이 적당하게 들어 있다. 말하자면 사람 몸에 가장 적합한 음식인 셈이다. 쌀이 중요하다는 말이 쌀만 중요하다는 말은 아니다. 쌀 뿐만 아니라 모든 곡식이 동일하게 중요하다. 모든 곡식의 영양소 함량은 쌀과 거의 비슷하며 어느 것을 먹어도 큰 차이는 없다. 하지만 쌀은 어떤 곡물보다도 몸이 요구하는 영양소에 가깝고, 우리나라의 기후가 쌀농사에 알맞기 때문에 특히 쌀이 더 중요하다는 얘기다.

현미는 건강의 비밀을 간직한 씨앗이다

    현미에 대해 들어는 봤지만 정확히 무엇을 말하는지 모르는 사람들이 의외로 많다. 매일 먹는 쌀에 대해서 이렇게 관심이 없을 수 있을까 싶은 생각이 들 정도다. 쌀의 여러 품종들 중 하나라고 오해하는 경우도 있고, 아예 쌀이 아니라 보리나 밀, 수수 같은 잡곡들 중 하나라고 생각하는 사람들도 있다.

현미란 무엇인가

    현미에 대해 좀 더 정확히 설명하면 다음과 같다. 초여름 볍씨를 뿌리고 여름 내내 길러 논밭에서 막 추수한 상태를 벼 혹은 나락이라고 부른다. 이 벼를 1차 도정하면 맨 바깥 껍질인 왕겨가 벗겨진다. 이때 벗겨지

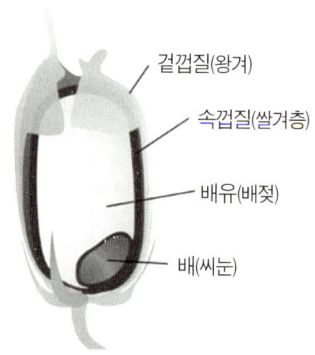

는 왕겨는 쌀 알갱이 전체 무게의 25% 정도를 차지한다. 왕겨를 벗겨낸 검푸른 색깔의 순수한 알맹이가 바로 현미다.

현미는 크게 세 부분으로 구성되는데 쌀겨층이라고도 하는 속껍질(3개의 층, 즉 과피(果皮)+종피(種皮)+호분층(糊粉層)으로 이루어져 있다), 배(胚)라고도 불리는 씨눈, 배유(胚乳) 혹은 배젖이라고 부르는 흰 알맹이가 바로 그것이다. 현미를 더 도정하여 속껍질과 씨눈을 제거한 상태 즉 흰 알맹이만 남은 상태가 바로 우리가 흔히 접하는 백미다. 현미 각 부분의 크기를 살펴보면 현미 전체를 100%로 보았을 때 속껍질이 5%, 배가 3%, 배유가 92%를 차지한다.

도정 정도에 따른 이름

현미를 계속 도정해나가면 속껍질과 씨눈이 조금씩 깎여 나가게 된다. 현미 다음이 5분도미, 그 다음이 7분도미, 마지막으로 백미가 된다. 현미의 크기를 100으로 볼 때 5분도미는 97, 7분도미는 95, 백미는 92 정도의 크기가 된다. 현미는 0분도미(어떤 사람은 이것을 1분도미라고 부르기도 한다)에 해당하고 백미는 10분도미에 해당한다. 백미는 도정을 여러 번 거듭하여 속껍질과 씨눈이 완전히 제거된 상태를 말하는데, 시중에는 씹기 편하고 부드럽다는 이유로 10분도보다 더 많이 깎은 12분도의 백미를 팔기도 한다. 백미가 잡티 하나 없는 흰색인 반면, 현미는 검푸른 빛깔이 돌고 밥을 했을 때 약간 거칠다. 씹지 않아도 삼킬 수 있을 정도로 부드러운 백미밥에 익숙해진 사람들이라면 거부감을 갖기에 딱 알맞은 밥이 현미밥이다.

생명을 간직한 씨앗

벼를 재배하기 위해서는 모를 먼저 길러내야 한다. 모를 내기 위해서는 벼의 겉껍질(왕겨)을 벗겨내지 않은 상태의 씨(나락)를 모판에 뿌리고 물을 주어 싹을 길러내야 한다. 가을에 추수한 곡식의 알갱이를 겨우내 잘 보관했다가 이듬해 봄에 모판에 뿌리는 것이다. 이렇게 길러낸 모가 어느 정도 자라면 비로소 논에 옮겨 심는 작업(모내기)을 하게 된다. 그런데 겉껍질을 벗기지 않은 볍씨 대신 현미를 뿌려도 마찬가지로 싹이 돋는다. 현미는 벼와 마찬가지로 살아 있는 씨앗이기 때문이다. 껍질을 벗겼다는 점이 다를 뿐, 현미 역시 생명을 품고 있는 씨앗이다.

씨앗은 습도와 온도, 햇빛만 제대로 공급해주면 싹을 틔우고 새 생명을 길러낸다. 그 자체에 온전히 식물체로 변신할 수 있는 영양소를 골고루 갖추고 있기 때문이다. 씨앗은 차세대 생명의 탄생을 위해 영양분을 응축한 알갱이다.

그에 반해 백미는 적정한 수준의 습도와 온도가 공급되면 싹을 틔우는 대신 그대로 썩어버린다. 생명을 만들어낼 수 있는 영양성분이 부족하거나 없기 때문이다. 현미가 생명을 잉태한 씨앗이라면 백미는 이미 죽어버린 씨앗인 셈이다.

찹쌀현미와 멥쌀현미

현미도 백미와 마찬가지로 찹쌀이 있고 멥쌀이 있다. 현미찹쌀을 찰현미, 현미멥쌀을 메현미라고 부르기도 한다. 현미냐 백미냐 하는 구분은 도정의 정도에 따라 결정되고, 찹쌀이냐 멥쌀이냐 하는 구분은 찰기가 많으냐 적으냐에 따라 달라진다.

멥쌀과 찹쌀의 찰기는 아밀로오스와 아밀로펙틴의 함량 차에서 비롯한다. 멥쌀이 약 20%의 아밀로오스와 80% 내외의 아밀로펙틴을 함유한 반면, 찹쌀에는 아밀로오스가 거의 들어 있지 않고 아밀로펙틴 성분이 대부분을 차지한다.

아밀로오스나 아밀로펙틴이나 구성 성분은 둘 다 포도당이다. 다만 포도당이 서로 결합되어 있는 모양이 다를 뿐이다. 따라서 아밀로오스든 아밀로펙틴이든 소화, 흡수, 이용에는 별 차이가 없다. 사람에 따라 찹쌀을 좋아하기도 하고 멥쌀을 좋아하기도 한다. 찹쌀이나 멥쌀이나 성분에는 차이가 없으니 자신이 좋아하는 쪽을 택하거나 좋아하는 비율로 섞어서 먹으면 된다. 일반적으로 현미식을 처음 시작하는 사람들은 멥쌀과 찹쌀을 반반씩 섞으면 먹기에 좋다고 느끼는 상태가 된다.

현미의 종류

곡식이나 채소가 모두 그렇듯 현미 역시 생산 방법에 따라 종류도 값도 다르다. 현미를 살 때도 생산 방법을 확인해 보고 목적에 맞는 것을 고르면 된다.

잘 알려진 것처럼 농약과 제초제, 화학비료를 이용하는 일반적인 쌀 농사법(일반농업, 관행농법 혹은 화학농법)으로 생산한 쌀을 일반미라고 하고, 화학비료를 권장량의 1/3 이내로 적게 쓰고 농약은 치지 않은 것을 무농약 쌀이라고 부른다. 또 화학비료나 제초제, 농약을 일체 사용하지 않고 거름 주고 손으로 풀을 뽑고 오리나 우렁이 등을 활용해 해충을 제거하는 방법으로 생산한 쌀을 유기농 쌀이라고 부른다.

당연한 얘기지만 셋 중에서 유기농 쌀이 건강에 가장 좋고, 그 다음이 무농약 쌀, 그 다음이 일반미다. 생산량은 일반농법이 가장 많고 그 다음이 무농약 농법이며 가장 소출이 적은 것이 유기농법이다. 값은 당연히 생산량의 반대가 되므로 유기농이 가장 비싸고 일반미가 가장 싸다.

농약과 화학비료 등 환경에 해가 되는 물질을 일체 사용하지 않는 유기농법이 당연히 가장 환경친화적이고, 소출은 많지만 토양과 곡식에 일정한 해를 끼칠 수밖에 없는 일반농법이 가장 반환경적이다.

현미와 백미의 영양 가치는 하늘과 땅 차이다

　현미와 백미는 같은 쌀이지만 담고 있는 영양소의 내용에 대단히 큰 차이가 있다. 36쪽의 표는 현미와 백미에 담긴 주요 영양소의 차이를 비교한 것이다. 앞에서 현미는 생명을 잉태한 씨앗이고 백미는 이미 죽은 씨앗이라고 했는데, 왜 그런 말을 했는지 표를 보면 쉽게 알 수 있다.

　현미와 백미를 결정하는 가장 큰 차이는 속껍질과 씨눈이 있느냐 없느냐 하는 것이다. 속껍질과 씨눈은 둘을 합쳐봤자 전체 쌀 크기의 8%에 불과하다. 차지하는 부분이 작긴 하지만, 여기에 중요한 영양소들이 집중적으로 들어있기 때문에 현미와 백미의 영양소 성분비에는 엄청난 차이가 난다. 그러면 지금부터 현미와 백미의 성분 차이를 하나씩 비교하면서 살펴보자. 참고로 지금부터 설명하는 성분의 양은 쌀 100그램에 들어 있는 양을 의미한다.

현미와 백미의 영양소 비교 [100그램(g) 중]

영양소	현미	백미
단백질(g)	7.2	6.5
지방(g)	2.5	0.4
탄수화물(g)	76.8	77.5
섬유(g)	1.3	0.4
칼슘(mg)	41	24
철(mg)	2.1	0.4
치아민(mg)	0.54	0.12
리보플라빈(mg)	0.1	0.05
니코틴산(mg)	5.1	1.5
토코페롤(mg)	1.0	0.2
피틴산(mg)	2,400	41
열량(kcal)	359	340

단백질

현미에는 7.2그램의 단백질이 들어 있는 반면 백미에는 6.5그램이 들어 있다. 현미의 단백질 함유량이 백미의 함유량 보다 약 11% 정도 더 많은 셈이다. 단백질은 몸을 구성하는 매우 중요한 성분이기 때문에 조금이라도 부족하면 문제가 발생하는 것으로 알려져 있는데, 이 정도면 무척 큰 차이가 아닐 수 없다. 위험하다는 경고에도 불구하고 동물성 식품을 애써 먹으려는 이유는 단백질을 조금이라도 더 많이 먹기 위해서인데, 일부러 단백질이 더 적은 백미를 먹으면서 동물성 식품을 찾는 것은 얼마나 모순된 행동인가. 매끼 현미를 먹으면 굳이 단백질을 별도로 보충할 필요가 없을 정도로 충분하다.

지방

지방의 경우에는 현미에 2.5그램이 들어 있는 반면 백미에는 0.4그램밖에 들어있지 않아서 6배 이상 차이가 난다. 지방이 많이 들어 있다고 해서 무조건 좋은 것은 아니다. 몸에 해를 끼치는 포화지방산은 적을수록 좋고 건강에 도움이 되는 불포화지방산은 많은 것이 좋은데, 쌀에 포함되어 있는 지방은 약 60% 가량이 불포화지방산이기 때문에 많이 들어 있는 편이 더 낫다.

현미에 들어 있는 불포화지방산은 체내에서 몇 가지 중요한 역할을 한다. 뇌세포를 이루는 중요한 성분이 되어 뇌 발달이나 뇌기능을 유지시켜주는 역할을 하는 것은 물론, 혈액이 응고되는 성질을 줄여줌으로써 혈관 안에 피떡(혈전)이 생겨 혈관이 막히는 뇌경색이나 심근경색과 같은 질병을 억제하는 데에도 도움을 준다. 뿐만 아니라 불포화지방산은 염증 반응을 억제하여 류마티스 관절염이나 기타 알러지 질환을 완화시키는 데에도 중요한 역할을 한다.

현미를 꾸준히 먹으면 피부가 전보다 훨씬 더 건강해지는 것을 경험할 수 있는데 이 역시 현미에 포함된 불포화지방산 덕분이다. 세포를 구성하는 중요한 성분인 불포화지방산으로 인해 건강한 세포가 만들어지고,

그렇게 만들어진 건강한 세포가 피부에 윤기를 주기 때문이다.

섬유질

현미에는 1.3그램의 섬유질이 포함되어 있고 백미에는 0.4그램의 섬유질이 들어 있어 함량이 3배 이상 차이가 난다. 이미 잘 알려진 바와 같이 섬유질은 변을 무르게 하여 변비를 예방하는 효과가 있다. 더불어 적게 먹어도 배부르고 쉽게 공복감을 느끼지 않게 해주기 때문에 비만 예방에도 도움이 된다. 식후에 혈당을 서서히 올라가게 하여 당뇨병 예방에도 도움을 주며, 콜레스테롤을 감소시키기 때문에 고혈압 예방에도 좋다. 이렇게 중요한 섬유질이 백미보다 현미에 훨씬 더 많이 들어 있다는 사실에 주목해야 한다.

한편 섬유질은 부드럽지가 않아서 씹을 때 힘이 들고 입안에서 거칠게 느껴진다. 이런 특성 때문에 섬유질이 많이 들어 있는 식품은 환영받지 못하는 것이 현실이다. 그러나 섬유질을 제쳐 놓고 건강하게 되기는 무척 어렵다. 씹기 힘들고 거칠다고 피해갈 것이 아니라, 건강을 위해서라도 질감을 즐기며 익숙해지는 것이 훨씬 현명하다.

미네랄

무기질 혹은 광물질이라고도 부르는 미네랄에는 여러 가지 성분들이 포함되는데, 그 중에서도 근래에 관심의 대상이 되고 있는 두 가지 성분인 칼슘과 철에 대해 살펴보기로 하자.

　칼슘은 뼈의 중요 성분으로 부족하면 골다공증이 생긴다는 사실이 널리 알려져 있다. 나이가 들수록 뼈에서 칼슘이 빠져나가게 되니까 칼슘을 많이 섭취하라는 권유를 자주 듣게 되고, 그런 목적으로 우유가 좋은 식품이라는 말을 흔히 접하게 된다. 이처럼 중요한 칼슘이 현미에 41밀리그램 정도 들어 있는 반면에 백미에는 24밀리그램 정도가 들어 있다. 백미에 비해서 현미에 약 70% 정도 더 많이 들어 있는 셈이다. 이를 통해서도 쉽게 알 수 있지만, 백미를 먹으면서 골다공증을 예방하기란 쉬운 일이 아니다.

　철은 혈액(헤모글로빈)을 만드는 중요한 성분으로 부족하면 철결핍성 빈혈을 초래한다. 이렇게 중요한 역할을 하는 철이 현미에는 2.1밀리그램 정도 들어 있고 백미에는 0.4밀리그램 정도 들어 있다. 얼핏 보아도 다섯 배 이상이나 차이가 난다. 많은 사람들이 백미밥을 먹으면서 철분제를 별도로 먹고 있는데, 현미밥만 먹으면 모두 해결될 것을 그렇게 하지 않고 있으니 안타까울 뿐이다.

비타민

　비타민은 적은 양으로도 매우 중요한 역할을 하는 성분인데, 체내에서 합성되지 않기 때문에 음식을 통해 섭취해야 한다. 비타민도 미네랄과 같이 여러 종류가 있는데, 그 중 몇 가지만 살펴보도록 하자.

비타민 B군에 속하는 치아민은 현미에 0.54밀리그램, 백미에 0.12밀리그램이 들어 있어서 4.5배나 차이가 나고, 리보플라빈은 현미에 0.1밀리그램, 백미에 0.05밀리그램이 들어 있어서 2배 차이가 난다. 니코틴산은 현미에 5.1밀리그램 들어 있는 반면에 백미에는 1.5밀리그램 들어 있어서 3.4배 차이가 난다.

비타민 E라고도 불리는 토코페롤은 현미에 1.0밀리그램 들어 있는 반면 백미에는 0.2밀리그램이 들어 있어 5배나 차이가 난다. 이 성분은 지방 대사에 필수적이기 때문에 지방이 많이 들어 있는 곳에는 언제나 함께 존재해야 한다. 비타민 E는 지방의 산화적 손상을 방지하여 동맥경화증의 발생을 억제해주고, 심-뇌혈관 관련 병의 발생을 예방하며, 세포 노화와 세포 손상을 방지하여 암 발생을 억제하는 것으로 알려져 있다.

피틴산

현미는 백미에 비해서 피틴산(Phytic acid)이 많이 함유되어 있다. 현미 100그램에는 2,400밀리그램, 백미에는 41밀리그램이 들어 있어 60배나 차이가 난다. 피틴산은 무기질과 결합하여 장내에서 녹지 않는 화합물로 되어 무기질의 체내 흡수를 제한한다는 주장도 있다. 그렇다면 피틴산은 몸에 좋은 무기질의 흡수를 방해하는 해로운 성분이란 말인가?

현미에 있는 미네랄의 흡수율은 일반적으로 낮은 편이다. 이를 다른 말로 바꾸면 흡수율이 높으면 안 된다는 의미이기도 하다. 하지만 미네랄이 많이 필요한 비상시에는 몸이 알아서 흡수율을 대폭 올린다. 흡수율이 높으면 무조건 좋을 것이라는 생각으로 피틴산이 미네랄 흡수를 방해하기 때문에 좋지 않다고 생각하는 것은 이해 부족에서 비롯된 오해다. 피틴산은 현미에 들어 있는 미네랄뿐만 아니라 오염된 음식 중에 있는 중금속이나 농약, 다이옥신, 니트로소아민과 같은 독성물질들과도 결합하여 인체가 그 물질들을 흡수할 수 없도록 만들어 버린다.

근래에 들어 피틴산은 미네랄 흡수와 관련한 역할 이외에도 항산화작용을 하고 식품저장에 필요한 성분이라는 등 지금까지 모르고 있던 사실들이 조금씩 밝혀지고 있다. 따라서 '피틴산은 없어야 좋다'고 판단할 것이 아니라 우리가 잘 몰라서일 뿐, 일정 정도 필요한 성분으로 이해하는 것이 순리다.

탄수화물

쌀에 들어 있는 탄수화물은 혈당 즉 포도당을 만들어 내는 원료가 되는 성분이다. 현미 100그램에는 76.8그램의 탄수화물이 들어 있고 같은 양의 백미에는 77.5그램이 들어 있어서 둘 사이에 별다른 차이가 없다. 이 성분은 대부분 배유에 들어 있기 때문에 현미나 백미 사이에 함량 차가 나지 않는다. 많이 도정하건 적게 도정하건 결국 마지막까지 남아 있는 것이 배유이기 때문이다.

열량

현미 100그램은 359kcal, 같은 양의 백미는 340kcal의 열량을 낼 수 있어 차이가 거의 없다. 이렇게 열량이 비슷함에도 불구하고 백미밥을 먹을 때와 달리 현미밥을 먹은 뒤에 살이 빠졌다고 얘기하는 사람들이 많다. 그 이유는 섬유질이 적은 백미밥은 씹기 쉽고 부드러워서 많은 양을 섭취하기 쉬운 반면, 섬유질을 풍부하게 함유하고 있는 현미밥의 경우에는 입에 거칠고 쉽게 포만감이 생겨서 많이 먹을 수 없기 때문이다.

지금까지 살펴 본 바와 같이 백미는 현미와 견주어 볼 때 비교할 수도 없을 만큼 빈약한 쌀이다. 현미가 갖고 있는 풍부한 영양소를 거의 다 잃어버린 쭉정이인 셈이다. 백미는 도정 공장에서 대부분의 영양소를 깎아 내어 버린 일종의 가공식품이다.

현미처럼 보이는 가짜 현미를 조심하라

　백미에 비해서 현미가 몸에 더 좋다는 사실이 알려지면서 조금씩이긴 하지만 예전에 비해 현미 소비가 늘어나고 있다. 뿐만 아니라 현미는 쌀을 파는 상인 입장에서도 백미에 비해 조금 더 높은 값을 받을 수 있기 때문에 같은 양이라면 백미보다는 현미를 파는 것이 이득이 된다. 하지만 현미는 백미에 비해 약간 거칠기 때문에 백미처럼 부드럽게 넘어가지 않아서 아무나 먹으려고 하지는 않는다. 그래서일까? 시중에는 현미처럼 보이면서도 먹기 좋도록 약간의 꾀를 부린 쌀이 팔리고 있다. 그렇게 하면 값을 비싸게 받으면서도 많이 팔 수 있기 때문이다.

　현미는 벼의 겉껍질만 벗겨낸 상태로 속껍질이 붙어 있고 씨눈이 보존되어 있으며 색깔은 검푸른 기가 도는 황록색을 띤다. 이 상태에서 도정을 계속하면 속껍질과 씨눈이 조금씩 더 벗겨져 나가 색깔이 점차 흰

색으로 바뀌게 된다. 그런데 입에 거칠다는 이유로 현미를 약간만 도정하여 원래의 색과 비슷하게 만든 것이 시중에 나오고 있다. 백미처럼 도정을 많이 하지 않아서 색은 비슷하지만 씨눈이 상하고 속껍질이 조금 더 깎여 나가서 원래 현미에 비해 영양소가 많이 손상된 쌀이다.

진짜 현미 가짜 현미

씨눈이 상하지 않고 잘 보존되어 있는지 알아보고 싶다면 쌀을 집어 들고 씨눈이 제대로 있는지 직접 확인해 보면 되는데, 겉으로 봤을 때 씨눈이 상했는지 아닌지 구별하기 힘들다면 가정에서 싹을 틔우는 실험을 해 보면 완전한 현미인지 아닌지를 알 수 있다.

싹이 나는지 그렇지 않은지는 매우 중요한 문제다. 싹이 나는 것은 씨눈이 깎여나가지 않고 보존되어 있다는 증거다. 만약 실험을 해도 싹이 나지 않는다면 씨눈이 깎여나간 불완전한 현미라고 보면 된다. 씨눈은 속껍질 바로 아래에 위치하기 때문에 씨눈이 떨어져 나갔다는 말은 결국 속껍질도 많이 깎여 나갔다는 말이 된다. 따라서 싹이 나면 씨눈과 함께 속껍질이 잘 보존되어 있는 것이고 싹이 나지 않으면 속껍질도 많이 없어진 것이다. 싹이 나지 않는 쌀은 비록 색깔이 현미와 비슷하다고 해도 진짜 현미로 볼 수 없다.

싹내기 실험

싹내는 실험은 간단하다. 작은 그릇에 쌀 알갱이 10개 정도를 넣고 잠기도록 물을 붓고 실내에 두면 된다. 온도에 따라 약간의 차이는 있겠지만 대개 10일 정도 지나면 싹이 트기 시작한다. 10일이 지난 후에 싹이 나지 않고 썩어버린다면 씨눈의 일부 혹은 전부가 없고 속껍질도 많이 깎여 나갔다는 것을 의미한다. 싹이 날 때까지 물을 갈아주지 않아도 별 문제는 없으나, 만약 냄새가 난다면 한 번 정도 갈아 주면 된다.

백미증(白米症)

'백미증'이라는 명칭이 공식적으로 인정받아 통용되는 것은 아니나 이렇게 불러도 괜찮겠다는 것이 나의 생각이다. 영양성분이 부족한 백미밥을 오랫동안 먹은 것이 문제가 되어 몸에 이런저런 증상이 나타나기 바로 전 단계의 상태를 백미증이라는 이름으로 불러도 무방하지 않을까 싶다. 병으로 진단할 정도는 아니지만 건강하지 못한 상태라고 하면 이해가 쉬울 것이다.

예를 들어보자. 100그램의 현미에 비타민 B의 하나인 치아민이 0.54밀리그램 정도 들어있다. 이에 비해 백미 100그램에는 치아민이 0.12밀리그램밖에 들어 있지 않다. 현미에 비해 그 함량이 1/5 정도 밖에 되지 않는 셈이다. 백미밥만 오래 먹었을 때, 각기병까지는 아니지만 만성적인 치아민 부족 상태가 되리라는 것을 어렵지 않게 짐작할 수 있다. 치아민 뿐만 아니라 비타민B2, 토코페롤과 같은 다른 비타민들도 여러 배까지 차이가 나기 때문에, 백미밥만 계속 먹는다면 만성적인 결핍 상태가 될 것이 틀림없다.

백미에는 비타민뿐만 아니라 철분, 칼슘, 마그네슘 등의 미네랄도 크게 부족하여 몸에 여러 가지 문제를 일으키는 원인이 될 수 있다. 섬유질도 마찬가지다. 오랫동안 섬유질이 부족한 백미밥을 계속 먹게 되면, 변비라고 할 정도는 아니라도 쾌변은 아닌 상태가 될 수 있다.

의학적 검사를 해보면 별 이상이 없는데도 왠지 몸이 개운치 않고 찌뿌듯한 상태가 계속된다면 백미증일지도 모른다는 생각을 가져볼 필요가 있다.

진짜 완전식품은 우유가 아니라 현미다

언제부터인지는 모르지만 사람들은 계란과 우유를 완전식품이라고 부른다. 그래서 어떤 식품의 가치를 평가할 때 이 두 식품이 갖고 있는 성분과 얼마나 가까운지를 기준으로 삼곤 한다. 계란과 우유를 기준으로 삼는 이유는 단백질이 충분히 많고 그 단백질을 구성하고 있는 각각의 아미노산이 고르게 들어 있다는 이유 때문인데, 이를 높이 평가하여 계란과 우유를 완전식품이라고 부르고 있다.

완전식품의 조건

흔히 말하는 완전식품의 자격을 갖추려면 어떤 조건들을 충족시켜야 할까? 적어도 완전식품이라고 불릴 수 있으려면 다음과 같은 조건 정도는 갖추어야 할 것이다.

- 몸이 요구하는 영양소를 종류대로 필요량에 가깝게 갖추고 있어야 한다. 몸에 필요한 성분이 없어서는 안 되고, 있더라도 너무 많거나 적으면 안 된다. 필요한 것들이 알맞게 들어 있어야 한다.
- 사람의 몸에 필요치 않은 성분이나 해를 끼치는 성분이 들어 있지 않아야 한다.
- 연령에 관계없이 누구나 먹을 수 있는 식품이어야 한다. 어른은 괜찮지만 어릴 때 먹으면 안 되는 성분이 들어 있다면 완전식품이라고 할 수 없다.
- 병이 있을 때나 건강할 때나 언제든지 먹어도 괜찮아야 한다. 어떤 병이 들었을 때에는 어떤 음식을 피해야 한다는 말을 많이 듣게 되는데, 완전식품의 자격을 갖추려면 병이 있든 없든 어떤 경우에도 먹을 수 있어야 한다.

이외에도 완전식품이라고 부르기 위해서 갖추어야 할 다른 조건들이 있겠지만, 최소한 위에 열거한 내용 정도는 충족되어야 할 것이다.

계란과 우유는 불완전 식품

계란은 칼로리 비율로 단백질이 31.8%, 지방이 68.2%를 차지하고 있으며 탄수화물은 전혀 없다. 우유는 칼로리 비율로 단백질이 20%, 지방이 52%, 탄수화물이 28%로 구성되어 있다. 이처럼 계란과 우유는 단백질과 지방이 성분의 대부분을 이루고 있다.

많은 사람들이 잘못 알고 있는 것 중 하나가 건강을 위해 단백질을 많이 섭취해야 한다는 생각이다. 그러나 사람에게는 생각보다 단백질이 많이 필요하지 않다. 어른이건 어린이건 칼로리 비율로 7% 이상 섭취할 필요가 없다. 그런데 계란에는 약 4.5배, 우유에는 약 2.9배의 단백질이 포함되어 있다. 필요 성분이긴 하지만 너무 많이 들어 있으니 과단백식품이라고 평가할 수밖에 없다. 흔히 고단백식품이라고 부르곤 하는데, 이는 적절한 표현이 아니다. 많아서 좋은 것이 아니라 지나치게 많아서 해로운 식품이기 때문이다. 과량의 단백질을 섭취하면 흔히 산성체질이라고 부르는 혈액의 산성화 경향을 초래하고, 골다공증과 요로결석을 일으키고, 아토피를 비롯한 여러 가지 알레르기 질환의 원인이 되기도 한다.

지방도 마찬가지다. 많아도 칼로리 비율로 10%를 벗어나지 않는 정도로 적게 먹어야 하는데 계란에는 6.8배, 우유에는 5.2배나 들어 있어서 과지방식품이라고 볼 수밖에 없다. 계란과 우유에 포함된 지방에는 콜레스테롤과 중성지방이 들어 있어서 동맥경화증과 고혈압, 심근경색과 협심증, 뇌혈관병(중풍)과 치매, 파킨슨병, 혈관성콩팥질환, 혈관성망막질환 등의 원인이 된다.

사람에게는 혈당의 원료가 되는 탄수화물이 칼로리 비율로 적어도

80% 이상 많이 필요한데, 계란에는 전혀 없고 우유에는 칼로리 비율 28% 정도로 적게 들어 있다. 변비와 대장암을 예방하고 혈압을 낮추고 혈당을 안정시키는 역할을 하는 섬유질의 경우에는 계란과 우유에 전혀 들어 있지 않다. 계란과 우유가 대표적인 알레르기 식품이라는 사실 역시 이미 잘 알려져 있다.

이상에서 살펴본 것과 같이 계란과 우유가 완전식품이라는 상식은 크게 잘못된 것이다. 사람에게 필요한 성분이 빠져 있고 병이 생기는 성분이 들어 있는데, 이를 어떻게 완전식품이라고 부를 수 있겠는가?

현미는 완전식품

현미에는 단백질이 칼로리 비율로 8% 들어 있어서 필요량 7%를 약간 벗어나는 정도로 알맞은 수준이다. 음식에 들어 있는 영양소는 소화과정을 거치면서 100% 흡수되지 않고 대변을 통해서 버려지는 부분이 조금 있다. 이런 사실을 감안하면 현미에 들어 있는 단백질의 양은 적절하다고 볼 수 있다.

지방의 경우에도 칼로리 비율로 6.3% 들어 있어서 적당한 수준이다. 내용적인 측면에서도 불포화지방산이 절반 이상을 차지하고 있기 때문에 필요한 기름 성분임을 알 수 있다. 게다가 현미의 지방에는 콜레스테롤이 전혀 들어 있지 않아서 동맥경화증을 일으킬 가능성이 전혀 없다.

현미에는 칼로리 비율로 탄수화물이 85.7%나 들어 있어서 탄수화물이 많이 필요한 몸의 요구와 일치한다. 뿐만 아니라 현미에 들어 있는 탄수화물은 단순 당이 아니라 녹말이기 때문에 식후에 혈당의 급격한 변동을 막아준다.

현미에는 섬유질이 100그램당 1.3그램 들어 있어서 변비와 대장암을 예방해 주고 콜레스테롤을 낮춰주므로 동맥경화증을 비롯한 고혈압 예방에도 도움이 된다. 뿐만 아니라 섬유질은 포만감을 갖게 하여 과식을 미연에 방지하고 비만을 예방해 준다.

이처럼 현미는 몸에 꼭 필요한 영양소를 두루 적당하게 갖추고 있고, 사람에게 해가 되는 성분이 들어 있지 않고, 어른뿐만 아니라 어린 아이도 먹을 수 있고, 건강할 때는 말할 것도 없고 병이 들었을 때 먹으면 병의 회복을 촉진시켜 준다. 그리고 현미를 금해야 하는 경우는 없다. 이렇게 보면 현미야말로 완전식품이라고 불러도 손색이 없다.

그렇다고 현미만 먹고 채소나 과일은 먹을 필요가 없다는 말은 아니다. 채소와 과일에 들어 있는 미네랄, 비타민, 유기산, 항산화물질 등을 섭취해야 한다. 다만 주식으로는 우리 주위에 있는 식품 중에서 가장 좋은 식품이라는 의미다. 현미는 가장 작은 공간에 가장 많은 영양소를 응축하여 놓은 완전식품이다.

발아현미는 비싼 만큼 좋은 식품일까

　발아현미가 일반 현미보다 여러 측면에서 더 좋은 쌀이라고 주장하는 사람들과 이를 그대로 믿고 발아현미를 구입해서 먹는 사람들이 많이 있는 것 같다.

　발아현미란 물에 불려 싹이 조금 나게 만든 현미를 말한다. 마치 보리에 싹을 내어 엿기름을 만드는 이치와 같다. 현미는 씨눈이 있기 때문에 온도와 습도가 알맞고 산소(공기)만 공급되면 싹이 나게 되는데, 싹이 나오자마자 건조시켜서 더 이상 자라지 못하게 만든 것이 발아현미다. 만약 계속해서 자라게 하면 잎과 뿌리가 자라서 논에 옮겨 심는 모가 된다.

　가격이 만만찮음에도 불구하고 몸에 좋다는 말만 듣고 사먹는 사람들이 적지 않은 것이 현실이다. 그렇다면 발아현미가 좋다는 주장의 내용은 무엇이며 과연 근거가 있는 얘기인지 살펴보자.

연하다

발아현미는 현미에 비해서 더 부드럽기 때문에 먹기에 수월한 것이 사실이다. 딱딱하지도 않고 일반 현미처럼 오래 씹지 않아도 목 넘김이 가능하다. 싹이 나기 위해서는 속껍질이 수분을 흡수하여 연해지고 갈라져야 하기 때문에 발아현미가 더 부드러울 수밖에 없다. 그러나 현미 역시 물에 충분히 불려서 고압밥솥으로 밥을 하면 얼마든지 부드럽게 만들 수 있다. 또 백미밥처럼 부드러운 것만 먹으면 씹는 기능이 약해지기 때문에 부드럽다고 해서 좋아할 일만은 아니다.

사람은 누구나 웬만큼 딱딱한 것도 어렵지 않게 분쇄할 수 있을 정도의 단단한 치아를 가지고 있고, 힘들이지 않고도 큰 힘을 발휘할 수 있는 구조로 된 턱도 갖고 있다. 뿐만 아니라 어느 정도 딱딱한 것을 씹어 줘야 잇몸도 건강해진다.

맛이 좋다

발아현미는 일반 현미에 비해서 맛이 약간 더 달다. 현미에 들어 있는 녹말의 일부가 발아과정에서 당분(맥아당)으로 바뀌기 때문이다. 녹말은 아무 맛이 없는데 비해 발아현미가 싹이 나는 과정에서 만들어내는 약간의 맥아당에는 단맛이 감도는 것이 사실이다.

씹지 않아도 바로 단맛을 느낄 수 있을 만큼의 즉각적인 만족을 요구하는 현대인들에게는 발아현미가 일반 현미보다 더 좋게 느껴질 수밖에 없다. 그러나 현미 역시 충분히 씹게 되면 침에 의해서 맥아당이 생겨 단맛이 느껴지기 때문에 굳이 단맛을 느끼기 위해서 발아현미를 먹을 필요는 없다. 오래 씹으면 단맛이 난다는 사실을 모르고 있거나 오래 씹기 귀찮다는 이유로 대충 씹어 삼켜버리기 때문에 현미밥의 단맛을 느끼지 못할 뿐이다. 현미를 오래 씹으면 단맛뿐만 아니라 고소한 맛도 느낄 수 있다.

그 밖에도 발아현미는 아미노산이 생성되기 때문에 맛이 더 좋게 느껴진다. 아미노산은 싹을 만들기 위해 필요한데, 현미가 이를 위해 자체의 단백질을 분해해서 아미노산을 만들어내기 때문이다.

영양성분이 생긴다

현미에는 없거나 적게 들어 있는 성분들이 발아현미에 더 많이 들어 있기 때문에 발아현미가 더 좋다고 주장하기도 한다. 대표적인 것이 가바(GABA), 아라비녹실란(Arabinoxylan)과 같은 성분이다. 그러나 이런 성분들은 이미 있던 성분이 조금 더 많아진 것이거나 기존에 있던 성분으로부터 만들어진 것일 뿐, 없던 물질이 완전히 새롭게 생겨난 것은 아니다. 게다가 일반 현미를 먹으면 인체 내에서 자연스럽게 만들어지는 성분들이기 때문에 인위적으로 현미에 싹을 틔우면서까지 만들어 먹을 필요는 없다. 몸이 알아서 할 수 있으니 일부러 일을 만들어 수고할 필요는 없다는 얘기다.

발아과정에서 원래 있던 영양성분이 이용 불가능한 성분으로 바뀌기도 한다. 싹은 비록 작기는 하지만 줄기나 잎처럼 섬유질이 많은 조직이다. 이 섬유질은 현미의 탄수화물(녹말)이 변하여 만들어진 것이다. 즉 현미의 녹말이 줄어들고 섬유질은 증가하는 셈이다.

녹말이 줄어들고 섬유질이 많아진다고 하니, 마치 섬유질이 많은 게 손해인 것처럼 들릴 수도 있는데 그런 말은 아니다. 다만 섬유질은 현미와 함께 채소, 과일을 먹으면 충분히 섭취할 수 있기 때문에 굳이 녹말을 섬유질로 만들어서 먹을 필요까지는 없다는 의미다. 만약 탄수화물(녹말)을 적게 먹고 섬유질을 많이 섭취하기 위한 목적이라면 현미를 먹는 대신에 발아현미를 먹는 것이 좋을 수도 있다. 그러나 꼭 그럴 의도가 있는 것도 아니면서 발아현미를 먹게 되면 괜히 칼로리 섭취만 줄어드는 셈이 되고 만다.

발아과정에서 새로운 성분이 만들어진다는 말을 마치 발아현미의 전체 영양소가 일반 현미보다 더 많은 것으로 오해해서는 안 된다. 싹이 자라서 잎이 되어 광합성을 시작하고 뿌리로 흙과 물에 녹아 있는 영양소를 흡수하게 된다면야 영양소를 새로 만들어 보태게 되겠지만, 이렇게 자라기 전까지는 현미에 간직되어 있는 영양소를 소모하게 된다. 그래서 싹이 좀 더 크게 자라난 현미를 먹어보면 싱겁고 맛이 없다. 그만큼의 영양소를 싹이 자라는 곳에 빼앗겨 버렸기 때문이다.

싹이 나는 과정에서 열이 나는데 이는 현미의 영양소 중 일부가 발아과정에서 열로 바뀌기 때문이다. 열로 바뀌는 만큼의 영양소가 감소했

음은 말할 것도 없다. 길게 설명할 것도 없이 다음과 같은 예를 보면 금방 이해할 수 있을 것이다.

갈무리를 잘못하여 싹이 난 감자나 고구마를 먹어보면 맛이 훨씬 못하다. 감자나 고구마에 있어야 할 영양성분이 싹으로 빠져나갔기 때문이다. 싹이 길게 자라지 않았을 뿐이지 발아현미도 싹 난 감자나 고구마와 마찬가지라고 생각하면 된다.

발아현미를 먹으면서 현미에 들어 있던 영양소에 무언가가 더 보태어진 것을 먹는다고 생각하는 것은 큰 착각이다. 무엇이 새로 만들어진다는 것은 결국 다른 무언가가 줄어들었다는 의미이다. 형태는 변했을지라도 전체 에너지의 양은 변할 수 없기 때문이다. 열역학 제1법칙을 무시하는 주장은 옳지 않다.

비타민이 많아진다

현미가 발아하는 과정에서 여러 가지 비타민이 새로 생성되기 때문에 현미보다는 발아현미가 더 좋다고 주장하는 사람들도 있다. 하지만 비타민을 더 섭취하기 위해서 현미를 발아현미로 만들어 먹을 필요가 있는지는 깊이 생각해 보아야 한다.

현미는 단백질과 지방, 탄수화물 등 주요 영양소를 섭취할 목적으로 먹는 식품이며, 비타민을 섭취하기 위해서는 채소와 과일을 먹어야 한다. 혹시 채소와 과일을 전혀 먹을 수 없고 현미만 먹을 수 있다면 이렇게 할 필요가 있을 지도 모르겠다. 그러나 채소도 있고 과일도 먹을 수 있는 형편이라면 단백질, 지방, 탄수화물을 희생하면서까지 굳이 그렇게 할 이유는 없다. 모든 식품은 각각의 용도가 있고 원리에 맞게 사용하는 것이 이치에 맞다.

소화·흡수가 잘된다

발아현미는 소화가 잘 되기 때문에 좋다는 주장이 있다. 발아과정에서 탄수화물, 단백질, 지방 등이 효소에 의해서 분해되어 소화과정을 거치지 않고도 흡수되기 좋은 상태가 되기 때문이다.

그러나 소화·흡수가 빠르다고 좋은 것은 아니다. 몸의 원리에 맞게 적당해야 한다. 빠르고 높고 많은 것이 더 좋을 것이라는 그릇된 가치관에서 나온 주장에 불과하다. 백미가 현미에 비해서 소화·흡수가 빠르다고 더 좋은 쌀이라고 말하지 않는 것이나 설탕이 소화·흡수가 빠르다고 밥보다 더 좋은 음식이라고 말하지 않는 것은 모두 같은 이치다.

음식은 입에서 씹히면서 침과 섞여 일부 소화가 시작된 뒤에 위와 장을 거치면서 서서히 소화되면서 흡수시간이 분산되어야 한다. 영양소가 한꺼번에 흡수되면 혈액 내의 농도가 급격히 상승하여 이를 처리해야 하는 기관에 부담이 되기 때문이다.

현미를 먹었을 때 소화율과 흡수율이 떨어져서 건강에 문제가 발생한 경우는 없다.

효소가 많다

발아현미에는 각종 효소가 많이 들어 있기 때문에 현미보다 더 좋다는 주장도 있다. 싹과 뿌리가 나게 하기 위해서는 새로운 성분들을 만들어야 하는데 이때 효소가 생겨난다. 그런데 이 효소들 역시 아무 것도 없는 곳에서 새로 만들어지는 것이 아니라 현미에 들어 있던 단백질을 비롯한 여러 가지 성분이 원료가 되어 만들어진다. 다시 말해 현미에 없던 효소가 발아과정에서 만들어졌다는 말은 현미에서 무언가가 그만큼 빠져나갔다는 말이 된다.

사람이 음식을 먹으면 몸이 알아서 소화에 필요한 효소를 분비한다. 음식을 먹고 나서 소화효소를 따로 구해 먹지 않아도 소화가 잘 되는 것을 보면 쉽게 이해할 수 있을 것이다. 그러므로 효소가 들어 있어서 더 좋은 식품이라고 말하는 것은 옳지 않다.

또 효소는 밥을 짓는 과정에서 열에 의해서 기능을 상실하게 되고 소화기관에서 분해되어 아미노산이라는 단순한 물질로 바뀌어 흡수된다. 아미노산은 단백질이 분해(소화)될 때 만들어지는 성분인데 현미를 먹어도 마찬가지로 아미노산으로 바뀐다. 단백질이 효소로 바뀌었다가 다시 아미노산으로 되는 것이 단백질에서 곧바로 아미노산이 되는 것보다 좋다고 할 근거는 어디에도 없다. 오히려 그 과정에서 일부가 열로 발산되어 손해만 따를 뿐이다.

밥 짓기가 쉽다

발아현미는 속껍질이 이미 연해져 있고 싹이 나면서 껍질에 틈이 생기기 때문에 현미처럼 물에 오래 불리지 않아도 되고 고압밥솥을 사용하지 않아도 부드러운 밥을 지을 수 있다. 이 같은 편리를 근거로 발아현미가 더 좋다는 주장을 하기도 한다.

그러나 조금만 여유를 가지고 미리 쌀을 불려 놓으면 아무 불편 없이 현미밥을 지을 수 있다. 발아현미로 밥을 하면 밥하는 시간은 단축할 수 있다. 하지만 쌀을 파는 판매상 입장에서는 싹을 내는 과정에 소요되는 노력과 시간을 보상받아야 하기 때문에 당연히 비싼 값을 받을 수밖에 없다. 사람의 입맛에 맞춰 쌀을 변형시킬 것이 아니라 쌀에 맞춰 입맛을 바꾸면 모든 것이 해결된다는 점을 생각하기 바란다.

시중에서 파는 발아현미 제품에는 종종 현미와 발아현미의 성분을 비교해 놓은 표를 표기해 넣는데, 대부분 발아현미에 더 많이 포함되어 있는 성분만 표시해 놓고 줄어든 성분은 빼 놓는 경우가 많다. 더 좋다는 주장을 드러내기 위해서 사실의 일부를 숨겨 올바른 판단을 할 수 없게 만든 것이다.

시중에 판매되고 있는 발아현미의 가격은 현미에 비해서 엄청나게 비싸다. 사람의 손길을 더 많이 거친 것이기 때문에 그럴 수밖에 없다. 게다가 발아과정에서 싹이 나지 않고 썩어 없어지기도 하는 손실분 때문에 값이 비쌀 수밖에 없다. 영양학적으로 더 나은 것도 없는데 값은 오히려 더 비싼 게 발아현미다.

발아현미는 값은 비싼 반면에 영양소는 오히려 못한 부분이 많다. 발아현미가 현미의 단점을 보완한 쌀이라는 소문이 있는데, 오히려 현미보다 못한 쌀이라는 사실을 잊어서는 안 된다. 소문만 듣고 손해 보는 일이 없었으면 한다. 현미는 그냥 먹으면 된다. 수고스럽게 싹을 내 봤자 힘만 들고 득 될 것이 없다.

현미에 대한 편견과 오해 그리고 진실

병이 없는데도 자발적으로 현미밥을 먹는 사람은 아주 드물다. 병이 들어 서둘러 현미밥을 먹어야 하는 사람들 중에도 그렇게 하는 사람은 별로 없다. 의사가 권해도 이런 저런 핑계만 대고 시도조차 하지 않는 사람들이 많다. 현미가 몸에 좋다는 소문은 이미 널리 퍼져 있는데, 그 좋은 것을 자신의 것으로 만들려고 하지는 않는다. 현미밥이 생명을 위협하는 수많은 병을 예방해 줄 뿐만 아니라 매우 중요한 치료수단이 됨에도 불구하고 이처럼 외면하는 이유는 도대체 무엇일까?

익숙하지 않다

사람은 습관의 동물이다. 오랫동안 그렇게 해 와서 몸에 익숙해 진 것을 자연스럽게 생각한다. 그것이 몸에 고통을 주고 있음에도 불구하고 인식하지 못한 채 살아가는 경우가 허다하다.

사람은 연기를 마시면 기침을 하게 되어 있다. 처음 담배를 피우는 사람은 누구나 심한 기침을 경험한다. 몸의 이런 거부반응을 무시하고 계속해서 담배를 피우면, 나중에는 기침도 하지 않고 오히려 담배를 즐기는 지경에 까지 이른다. 이처럼 처음에는 불쾌한 반응을 일으키고 고통을 주는 것이라 할지라도, 반복하다 보면 곧 익숙해지고 자연스럽게 받아들이게 된다.

사람이 먹는 음식에 관해서도 마찬가지 말을 할 수 있다. 몸을 불편하게 만드는 것이라도 되풀이해서 먹게 되면 곧 익숙해지고 별 문제가 없는 것으로 착각하면서 살아가게 된다. 백미밥을 먹으면 배가 빨리 꺼지고 맛도 싱겁고 변을 보기도 힘들지만, 여기에 익숙해지면 아무 문제가 없다고 생각하게 된다. 이런 상황이다 보니 오히려 현미밥을 먹으면 몸에 맞지 않는 게 한두 가지가 아니라고 생각한다.

해로운 것을 좋아한다

사람은 생래적으로 몸에 유익한 것보다는 해로운 것을 더 좋아하는 성향을 지니고 있는가 보다. 대개 몸에 해로운 것이 입에 더 당기는 특성이 있는데, 달고 부드럽고 쉽게 삼킬 수 있는 것들이 바로 그렇다. 거친 것보다는 부드러운 것, 쓰고 떫은 것보다는 단맛이 나는 것, 오래 씹어야 되는 것보다는 쉽게 삼킬 수 있는 것을 더 좋아한다. 사람들이 현미보다 백미를 좋아하는 이유도 이와 별반 다르지 않다.

현미의 진가를 모른다

어린이나 청소년, 20~30대 젊은 층은 물론이고 중년 이상의 연령층에서도 현미를 전혀 먹어본 적이 없는 사람이 많이 있다. 뿐만 아니라 아예 현미라는 말을 들어 본 적조차 없는 사람도 적지 않은 것이 현실이다. 우리 국민의 건강에 대한 지식이 얼마나 빈약한가를 쉽게 알 수 있는 대목이다. 백미에 비해서 현미가 얼마나 더 좋은 식품인지 안다면 입에 조금 깔깔하고 꼭꼭 오래 씹어야 한다는 몇 가지 불편한 점 때문에 현미를 기피하지는 않을 텐데, 그것을 모르고 있으니 안타까울 뿐이다.

남과 다른 것을 두려워한다

사람은 동질감을 갖게 되면 편안함을 느끼고 이질감이 느껴지면 불편한 감정을 갖는다. 남들이 하는 대로, 다수가 하는 대로 하게 되면 안전감을 가지기 마련이고 소수의 무리에 속하면 왠지 모르는 불안감에 휩싸이게 된다. 혹시 내가 틀리지는 않았을까 하는 의심이 들기 때문이다.

현미에 대해서도 마찬가지다. 주위의 많은 사람들이 백미밥을 먹는데 나 혼자만 현미밥을 먹자니 왠지 쑥스럽기도 하고 별나게 군다며 눈

총을 받을 것 같기도 하다. 젊은 나이에 벌써부터 건강을 챙기느냐는 비아냥거림을 들을 수도 있다. 이렇게 마음 불편하게 현미밥을 먹으니 몸에 덜 좋아도 백미밥을 먹고 말자고 포기해 버리는 경우도 많다.

현미를 거부하는 사람들이 얘기하는 표면적인 이유를 열거하면 다음과 같은 것들이 있다. 백미밥에 비해서 맛이 떨어진다, 소화가 잘 안 되어 먹을 수 없다, 농약이 묻어 있는 속껍질 채 먹기 때문에 오히려 몸에 더 해롭다, 밥이 무르지 않아 먹기 힘들다, 현미는 미리 물에 불려놓아야 하고 보통 밥솥으로는 밥이 잘 되지 않아 번거롭다 등등이다. 뿐만 아니라 백미에 비해서 값이 더 비싸서 먹기를 주저하게 된다고도 한다.

알고 보면 아주 사소한 것들이다. 안타깝게도 사람들은 때때로 목숨을 아주 사소한 것과 맞바꾸려는 어리석음을 드러낸다.

현미밥은 먹을수록 맛이 나는 식품이다

현미밥이 몸에 좋다는 것은 얘기를 들어 알고 있지만 맛이 없어서 못 먹겠다고 하는 사람들이 있다. 그러나 현미를 오래 먹어온 사람들은 현미밥의 구수한 감칠맛을 알고 있기 때문에, 싱겁고 별 맛 없는 백미밥은 먹기 싫다고 말하기도 한다. 그럼 여기서 사람들이 현미밥이 백미밥보다 맛이 없다고 하는 이유가 무엇인지 알아보고, 백미밥과는 다른 현미밥의 구수한 맛에 대해 짚어보기로 하자.

맛은 주관적이다

맛이 있다 없다고 하는 얘기에 어느 정도 객관성이 담겨 있는 것은 사실이지만 주관적인 측면 역시 상당히 크다. 어떤 사람은 맛있다고 하는 것을 다른 사람은 반대로 평가하기도 한다. 오랫동안 먹어서 몸에 익숙해진 음식은 맛있게 느껴지는 반면, 생전 처음 접하는 음식은 대개 낯설고 맛이 없게 느껴진다.

술을 즐기는 사람은 술이 맛있다고 하지만 술을 마시지 않는 사람은 쓴 맛이 나는 술을 맛있다고 하는 사람들을 도통 이해하지 못한다. 달콤한 것을 좋아하는 사람도 있지만 그렇지 않은 사람들도 많다. 한식을 주로 먹던 사람이 난생 처음 외국에 나갔다가 음식이 입에 맞지 않아서 고생했다는 얘기도 심심찮게 들을 수 있다.

현미밥도 마찬가지다. 백미밥만 먹어 온 사람들은 현미밥이 맛없다고 말하는 반면, 현미밥을 먹고 있는 사람은 현미밥이 백미밥에 비해 훨씬 더 맛이 있다고 자신 있게 말한다. 입안에서 깔깔하고 맛이 없다는 말만 그대로 듣고 현미밥을 멀리하는 것은 현명하지 않다.

입맛은 길들여진다

식성은 습관이다. 세상에 나올 때부터 타고나는 게 아니라 후천적으로 만들어진다는 얘기다. 어머니의 뱃속에서 태어나 젖을 먹다가 점점 젖을 떼고 이런저런 음식을 먹게 되는데, 이렇게 해서 먹게 되는 음식이 무엇이냐에 따라 입맛이 서서히 굳어져 간다. 미국이나 유럽으로 이민을 떠난 사람들을 살펴보면, 이민 1세대의 입맛은 여전히 한국적인 반면, 현지에서 태어난 이민 2세대들은 그 지역 사람들의 입맛과 다르지 않은 것을 발견할 수 있다. 밥과 김치, 된장을 싫어하고 빵과 치즈, 버터를 좋아한다. 이처럼 입맛은 자라나면서 먹는 음식에 의해 길들여진다.

현미를 맛있게 느끼는지 반대로 백미를 더 맛있게 여기는지는 전적으로 습관에 의해서 결정된다. 부모가 어떤 음식으로 아이를 길들이느냐에 따라 달라진다는 얘기다. 어릴 때부터 현미밥을 먹으면 자연스럽게 현미의 맛이 몸에 배게 된다. 어른이 된 후에야 비로소 현미밥을 먹게 되는 사람들도 처음에는 평소 먹던 백미밥과 달라서 맛이 없다고 생각할 수 있지만, 곧 바뀔 수 있다는 확신을 가지고 반복하다 보면 자신도 의식하지 못하는 사이에 현미밥을 더 맛있게 느끼게 된다. 내 주위의 사람들을 보면, 대부분 채 일주일도 걸리지 않아서 그렇게 바뀌는 모습을 보였다.

어떤 사람들은 현미밥을 먹는 것이 극기 훈련을 하는 것과 같다고 미루어 짐작하기도 한다. 매끼마다 맛없는 것을 참고 먹어야 하는 끔찍한 일이라고 생각한다. 그러나 현미밥에 익숙해지면 아주 자연스러워지고 백미밥이 옆에 있어도 현미밥에 먼저 손이 가게 된다.

현미의 고소한 맛

현미는 백미에 비해서 더 고소한 맛이 난다. 고소한 맛을 제공하는 성분이 바로 지방인데 현미는 백미에 비해서 지방 성분이 6배나 많이 들어 있기 때문이다. 현미밥에서 고소한 맛을 느끼지 못하는 사람은 백미밥을 먹듯이 대충 씹어 삼켜버리기 때문이다. 씨눈을 터뜨려 그 안에 들어 있는 지방성분이 흘러나오도록 오래 씹으면 조금 씹다가 금방 삼켜버릴 때와는 다른 고소한 맛을 느낄 수 있다.

현미에는 여러 가지 미네랄 성분이 많이 들어 있다. 칼슘, 마그네슘, 포타슘(칼륨), 나트륨 등이 바로 그것인데 이런 성분들은 약간 쓴맛과 떫은맛과 짠맛을 포함한 복합적인 맛을 낸다. 백미에는 이런 성분들이 훨씬 적게 들어 있어서 밋밋하고 싱거운 반면, 현미는 이런 성분들 때문에 간이 되어 있어서 맛이 좋게 느껴진다.

이상에서 살펴본 것처럼 현미에는 깊고 오래가며 싫증이 나지 않는 맛이 담겨 있다. 현미가 맛이 없어서 못 먹겠다고 하는 얘기는 부드러운 것을 씹지 않고 삼키는 습관 때문에 얄팍한 맛에 길들여진 사람들이나 하는 말이다.

현미는 소화가 느려서 좋다

현미밥을 먹으면 배가 잘 꺼지지 않는다. 식사를 마치고 시간이 한참 지나도 별로 배가 고프지 않다. 이런 현상을 두고 현미밥을 먹으면 소화가 안 된다는 말을 하는 사람들이 있다. 하지만 소화가 안 된다는 말의 참된 의미는 이와 전혀 다르다.

소화(消化)란 먹은 음식을 삭히는 것인데 소화 효소에 의하여 음식물이 화학적으로 변화하는 과정이다. 즉 음식물 속에 들어 있는 여러 영양소들을 소화기관이 흡수할 수 있는 수준의 작은 물질들로 부수는 것을 말한다. 그러므로 소화가 안 된다는 말은 음식물이 분해되지 않고 섭취한 상태 그대로 남아 있는 것을 말한다. 소화가 되지 않은 음식물은 장에서 흡수가 불가능하여 대변을 통해 밖으로 배설된다.

몇몇 사람들의 주장대로 현미가 소화가 안 되는 음식이라면 늘 현미를 가까이 하는 사람들에게 어떤 현상이 일어나게 될까? 오랫동안 몸이 영양소를 흡수하지 못하게 될 테니 당연히 영양 결핍 상태가 되어 결국에는 생존이 불가능하게 될 것이다. 사람은 필요한 영양소를 흡수하지 못하면 점점 야위다가 끝내는 사망에 이르게 되기 때문이다. 그러나 현미만 먹는다고 이렇게 되지 않는다는 것은 누구나 다 잘 알고 있는 사실이다. 현미가 소화가 잘 안 된다는 말은 사실이 아니다.

현미는 배가 잘 안 꺼진다

소화가 안 된다는 말로 표현되는 현상이 생기는 이유는 무엇일까? 답은 섬유질이다. 현미에는 섬유질이 많이 들어 있어서 먹고 나서 한참이 지나도 배부른 느낌이 사라지지 않는다. 수분을 흡수하여 부피가 커지는 섬유질의 고유한 특성 때문에 오래도록 포만감이 든다. 이런 이유 때문에 마치 소화가 안 되는 것처럼 느껴지는 것이다.

섬유질은 소화효소에 의해서 분해되지 않고 남아 있는 특성을 가지고 있다. 그래서 다른 성분이 다 흡수되어 배가 비어갈 때가 되어도 여전히 배가 찬 것과 같은 기분이 들게 한다. 어떤 이들은 포만감이 오래가는 것을 배가 아프다고 표현하기도 한다. 백미밥을 먹을 때는 식사가 끝나고 얼마 지나지 않아 공복감이 생겼는데, 현미밥을 먹으니 식사가 끝나고 한참이 지나도 배가 꺼지지 않자, 이 느낌을 탈이 난 것으로 오해한 결과다.

현미는 배가 잘 꺼지지 않고 오래도록 포만감을 주는 근기 있는 음식이다. 이런 특징 때문에 현미밥을 먹게 되면 넉넉히 배부르게 먹어도 실제로 섭취하는 칼로리의 양은 많지 않게 된다. 결과적으로 비만을 방지해주고, 식후 혈당 상승을 완만하게 하여 당뇨병에도 도움을 주며, 변비도 사라지게 한다.

유기농 현미를 먹어라

소화가 잘 안 된다는 염려와 함께, 껍질에 묻어있을지 모르는 농약 때문에 현미 섭취를 망설이는 사람들이 많다. 상식적으로 생각해도 껍질이 완전히 없어질 정도로 많이 깎아버린 백미에 비해서 현미에 남아 있는 농약이 많을 것은 당연하다. 그러나 이 문제는 쉽게 해결할 수 있다.

보통 방법으로 짓는 벼농사는 일 년에 여러 차례 농약을 친다. 살충제나 살균제를 뿌리고 제초제도 살포한다. 그러나 농약을 전혀 사용하지 않고 쌀을 생산하는 방법도 있다. 화학비료는 사용하지만 농약은 일체 뿌리지 않는 무농약 재배법으로 생산한 현미에는 농약이 전혀 묻어 있지 않아서 안심하고 먹을 수 있다. 또 유기농으로 생산한 현미도 얼마든지 구할 수 있는데, 유기농 현미의 경우에는 농약과 화학비료를 전혀 사용하지 않고 오로지 유기물 거름과 사람의 노력으로만 곡식을 기르고 거두게 된다.

무농약 현미나 유기농 현미는 일반농법에 비해서 수확량이 적기 때문에 아무래도 값이 조금 더 비싸다. 비싸다고 해도 쌀을 사는 데 드는 비용은 얼마 되지 않기 때문에 이것이 부담스러워서 무농약 현미나 유기농 현미를 못 먹겠다고 하는 것은 수긍하기 어렵다.

현재 우리나라 국민 1인당 연간 쌀 소비량은 80킬로그램을 채 넘지 않는다. 일반 현미 한 끼 분량(약 70그램)의 가격은 180원 정도이고, 무농약 현미는 250원 내외이며, 유기농 현미는 300원을 조금 넘는다. 일반 현미와 유기농 현미의 한 끼 당 가격차는 많아봤자 150원 정도다. 한 끼에 150원도 안 되는 돈을 아끼려다가 농약이 겁이나 현미를 못 먹겠다고 하는 것은 현명한 태도가 아니다. 쌀 사는 돈을 아끼려다가 더 많은 돈을 병원에 갖다 주게 된다는 걸 명심해야 한다.

소화율이 낮아야 먹어도 살이 안 찐다

현미는 소화율(消化率)이 낮아서 백미보다 못하다는 주장이 있다. 소화율이란 먹은 음식물 전체의 양에 대하여 소화·흡수된 양이 차지하는 비율을 말하는데, 소화율이 높다는 말은 섭취한 음식물 중에서 소화·흡수되는 부분이 많고 대변으로 버려지는 부분이 적다는 뜻이다. 결국, 소화율이 아주 높아서 100%에 가깝게 되면 대변이 될 만한 찌꺼기가 거의 없는 상태가 된다. 과연 이런 상태가 바람직한 것일까? 과연 소화율이 높은 음식일수록 사람 몸에 더 좋은 것일까?

소화·흡수되지 않는 성분

우리가 섭취하는 음식물 속에는 대부분 소화·흡수되는 성분에서부터 전혀 소화·흡수되지 않는 성분에 이르기까지 매우 다양한 성분이 들어 있다.

  단백질, 지방, 탄수화물, 비타민 등은 거의 대부분 소화·흡수되고 대변으로 배설되는 양은 아주 적다. 이와 대조적으로 섬유질의 경우에는 전혀 소화·흡수되지 않고 모두 대변에 섞여서 배설된다. 칼슘, 철분, 마그네슘, 칼륨, 나트륨 등 각종 미네랄은 몸의 필요에 따라서 흡수율이 달라지는데, 대개 흡수되지 않고 버려지는 부분이 상당히 많다. 만약 이런 성분들이 몸의 필요와 관계없이 모두 흡수될 경우, 과잉상태가 되어 질병을 일으키게 된다.

  많이 흡수해야 될 경우에 대비해서 평소에는 일부분만 흡수하고 상당 부분을 버리도록 되어 있는 것이 몸의 원리다. 어떤 이들은 현미를 먹으면 칼슘이나 철분의 흡수율이 떨어지기 때문에 몸에 해가 된다는 주장을 하기도 하는데, 이는 몸의 원리를 제대로 이해하지 못한 데서 비롯한 오해일 뿐이다.

  칼슘이나 철분은 몸에 많이 필요하지 않기 때문에 적게 흡수되어야 한다. 무조건 칼슘이나 철분이 많이 흡수되어야 한다고 말하는 것은 음식물에 들어 있는 이 성분들이 지나치게 많이 흡수될 경우, 요로 결석이나 철분중독 증상이 생길 수 있다는 사실을 잘 모르기 때문에 하는 말이다. 이런 원리를 무시하고 인위적으로 소화율을 높이거나 낮추는 것은 옳지 않다.

소화율이 높아지는 경우

소화율이 높아지는 경우에는 어떤 것이 있는지 살펴보자. 대표적으로 자연 상태의 식품 중에서 소화·흡수되지 않는 성분을 미리 제거해 버리고 먹으면 소화율이 높아진다. 예를 들어 현미의 껍질을 벗겨버리고 백미로 만들어 먹으면 소화율이 증가한다. 이처럼 인위적인 가공과정을 거치면 소화율이 높아지는 것이 보통이다.

자연 상태의 식품을 가루로 만들어 먹어도 소화율이 상승한다. 예컨대 밀을 그냥 먹는 것보다 밀가루로 만들어 먹으면 소화율이 높아진다. 아무리 꼭꼭 씹어 먹는다고 해도 기계로 간 것처럼 잘게 부서지지는 않기 때문이다.

날것으로 먹을 때보다는 익혀서 먹을 때가 훨씬 더 소화율이 높다. 가열하면 분자구조가 허물어지고 분해되기 쉬운 상태로 변하기 때문이다.

식품을 발효시켜도 소화율이 올라간다. 발효는 효소에 의해서 성분이 분해되는 것인데 이 과정은 인체 내의 소화과정과 동일하다. 먹기도 전에 이미 소화가 된 상태로 만들어 버리기 때문에 소화율이 높아질 수밖에 없다. 예를 들어 콩보다는 된장의 소화율이 높다. 삶은 콩의 소화율이 68%인데 비하여 된장은 85% 정도 된다고 한다.

자연스러운 게 좋다

소화율은 부자연스럽게 높아도 좋지 않고 반대로 너무 낮아도 좋지 않다. 인체의 원리와 조화를 이루는 정도로 알맞은 상태가 가장 좋다. 자연 상태의 식품들은 대개 이런 조건을 충족시킨다. 인위적으로 소화율을 올리거나 내리는 것은 옳지 않다. 자연에 가까운 상태로 먹는 것이 가장 좋다. 곡식은 최소한으로 도정하고, 감자나 고구마는 껍질 채 먹는 것이 좋고, 과일도 껍질을 버리지 않는 것이 좋다. 가루음식을 피하고 익히지 않은 날것을 먹는 게 훨씬 더 좋다. 뿐만 아니라 삭히지(발효시키지) 않고 싱싱한 채로 먹는 것이 좋다.

소화율이 낮아서 좋다

현미는 백미에 비해서 소화율이 낮다. 백미의 소화율이 98%인데 비해 현미의 소화율은 90% 정도다. 현미의 소화율이 낮은 이유는 껍질 부분에 소화·흡수되지 않는 성분이 많이 들어 있기 때문인데, 그래서 몸에 더 이롭고 적게 먹어도 포만감을 느끼게 해서 과식하지 않을 수 있게 만들어 준다. 또 이러한 성분 때문에 몸으로 소화·흡수되는 속도가 느려지기 때문에 식후에 혈당이 급격하게 상승하는 것도 막을 수 있다. 현미에는 백미에 비해 소화·흡수되지 않는 섬유질이 월등하게 많이 들어 있어서 대변의 양을 많게 하고 무르게 만들어 변비와 대장암을 예방해 주고, 콜레스테롤을 낮춤으로써 동맥경화증을 방지하는 데에도 도움을 준다.

이처럼 현미는 소화율이 낮아서 오히려 더 좋은 식품이다. 소화율이 떨어지기 때문에 좋지 않다는 몇몇 사람들의 주장에 현혹되어 현미 먹기를 포기하는 것은 대단히 현명하지 않은 선택이 될 수밖에 없다.

건강하게 키우고 싶다면
아이에게 현미를 먹여라

    현미밥을 먹고 있는 사람들 중에서도 현미가 어린 아이들에게는 문제가 생길 수 있다고 믿는 사람들이 적지 않다. 자기 자신은 현미밥을 먹으면서도 어린 아이들에게는 백미밥을 먹이거나 백미와 현미가 반반씩 섞인 밥을 주기도 한다.

    현미는 소화·흡수율이 백미에 미치지 못하기 때문에 현미만 먹으면 어린 아이들에게 영양부족 문제가 생기지 않을까 걱정해서 그러는 것 같다. 실제로 현미밥을 먹는 아이들은 살찌지 않고 건강하게 야윈다. 통통하게 살이 오른 아이들을 보면서 현미를 먹는 우리 아이는 너무 마른 것이 아닌가 하는 걱정이 들어서 그러는 것 같다.

    하지만 통통하게 살이 오른 것보다 알맞게 야윈 것이 더 건강하다는 사실을 알게 되면 생각이 달라질 것이다. 겉보기에 건강하게 보이는 것과 실제로 건강한 것은 일치하지 않는 경우가 많다. 그만큼 오해하고 있는 부분이 많다는 뜻이다. 통통해도 병치레를 자주 하는 아이들을 주위에서 얼마나 많이 볼 수 있는가? 겉보기가 어떠냐가 아니라 실제 얼마나 건강하냐가 중요하다. 현미밥을 먹으면 불필요하게 살이 찌지 않고 건강하게 야위어서 좋다.

아이들에게 현미를 먹여라

현미만 먹어도 어린 아이들이 성장하는 데에 아무런 지장이 없다. 현미에는 모유의 구성비보다 조금 더 많은 양의 단백질이 포함되어 있으며, 백미에 비해서 11% 정도나 더 많다. 뿐만 아니라 현미에는 뇌 발달에 필요한 불포화지방산이 백미보다 6배 이상 많이 들어 있다. 그 밖에도 뼈대를 만드는데 필요한 칼슘이 백미보다 두 배 정도 더 많이 들어 있고, 혈액을 만드는데 필요한 철분은 5배 이상, 비타민 B군과 비타민 E는 약 5배 정도 더 많이 들어 있다. 이처럼 우려와는 반대로 현미에는 어린 아이들이 성장하는데 필요한 모든 성분들이 백미와 비교가 되지 않을 정도로 많이 들어 있다.(36쪽 현미와 백미의 영양소 비교 참조)

현미밥은 제대로 씹지 않고 삼키면 안 된다. 처음 현미밥을 먹고 배가 아프다고 호소하는 경우도 있는데 대부분 꼭꼭 씹지 않고 넘겨 버렸기 때문에 생기는 증상이다. 어린 아이들에게 현미밥을 먹일 때는 혹시 아이들이 백미밥 먹듯이 대충 씹고 삼켜 버리지 않는지 살펴보고, 만약 그렇다면 오랫동안 꼭꼭 씹도록 훈련을 시키는 게 좋다. 현미밥 한 술을 입에 넣은 뒤에는 반드시 숟가락을 내려놓고 100번 정도 씹도록 연습을 시켜야 한다. 숟가락을 들고 있으면 국이나 반찬을 떠먹고 싶어지고, 그러면 덜 씹고 삼켜버리게 되기 때문이다. 현미에 붙어 있는 씨눈에는 영양소가 집중적으로 많이 들어 있는데 꼭꼭 씹어서 씨눈을 터뜨려야 몸 안에서 제대로 흡수가 된다.

이가 다 나지 않아서 제대로 씹을 수 없는 어린 나이, 특히 어금니가 나기 전에는 현미를 빻아서 밥을 짓거나 죽을 쑤어 먹이면 된다. 완전히 가루로 만들지는 말고 두 쪽이나 네 쪽으로 쪼갠다는 기분으로 살짝 갈면 된다. 방앗간에서 갈아도 좋고 집에서 분쇄기로 갈아도 좋다.

무지는 두려움을 낳는다는 말이 있다. 이제 현미가 어린 아이들에게 좋지 않은 게 아니라 오히려 더 권할 만한 식품이라는 사실을 알게 되었다면 근거 없이 우려할 필요가 없다.

환자만 먹는 것이라는 오해

아이들에게 현미를 먹이면 좋지 않다고 생각하는 사람이 있는가 하면, 현미는 환자만 먹는 것이라고 생각하는 사람들도 적지 않다. 그래서인지 가족 중에 식생활습관병이 생겨 현미밥을 먹어야 할 경우, 환자에게는 현미밥을 주면서 나머지 식구들은 여전히 백미밥을 먹는다. 현미밥은 아픈 사람이나 먹는 것이지 성한 사람은 그럴 필요가 없다고 생각하기 때문인 것 같다. 밥을 따로따로 지어서 환자에게는 현미밥을 주고 나머지 가족들은 백미밥을 먹기도 하고, 백미밥을 짓는 솥의 한쪽 구석에 현미를 넣고 밥을 지어서 환자가 먹을 그릇에 옮겨 담기도 한다.

현미를 먹다가 병이 나아지면 그만 먹어도 괜찮다고 생각하는 사람들도 있고, 병이 나았으니 차라리 그만 먹는 게 더 좋다고 생각하는 사람들도 많다. 그래서인지 '현미를 언제까지 먹어야 하느냐'고 묻는 경우가 가끔 있다. 현미는 병을 고치기 위해 일시적으로 먹어야 하는 것일 뿐, 평소에도 먹어야 하는 음식은 아니라고 생각하기 때문에 생기는 현상이다.

그러나 현미식에는 졸업이 없다. 죽는 날까지 현미를 먹어야 한다. 가능하면 빨리 벗어나야 할 대상이 아니라 어떻게 하든지 오래 함께 해야 하는 필수 식품이다. 현미밥은 환자만 먹는 것이 아니라 환자가 되기 전부터 먹어야 하는 것이며, 그렇게 해야 환자가 될 가능성이 훨씬 줄어든다.

현미밥 먹기, 생각보다 금방 익숙해진다

막상 현미밥을 먹어봤더니 힘이 들어서 못 먹겠다며 포기하는 사람들이 있다. 한참을 씹어도 부드러워지지 않고 여전히 입안에 깔깔하게 남아 있어서 불편하다고 불평을 한다. 턱이 아파서 더 이상 못 먹겠다는 사람들도 있다. 백미밥에 오래 길들여진 사람들이다 보니 이런 불평이 나오는 것도 무리는 아니다. 사실 백미밥은 씹지 않고 삼켜도 체하거나 소화가 되지 않는 경우가 별로 없을 만큼 부드럽다.

누구나 처음에는 새로운 것을 불편해한다. 그러나 오래지 않아 쉽게 익숙해지기 때문에 조금만 참고 견디다 보면 곧 자연스러워진다. 불편을 참고 며칠만 계속 먹다 보면 그동안 먹었던 백미밥이 오히려 너무 밋밋하고 씹는 재미도 없다고 느끼게 된다. 백미밥만 먹던 때에는 그게 가장 좋다고 생각하지만, 현미밥을 먹고 나서는 오히려 약간 거칠고 씹을

게 있는 현미가 더 좋아지게 된다.

현대인은 주로 부드러운 음식을 먹기 때문에 턱 근육이 약해져 있다. 대부분 익혀서 부드럽게 된 음식이나 가루로 만든 음식이다 보니 씹지 않아도 삼킬 수 있어서 턱 근육이 약해질 수밖에 없다. 하지만 근육을 며칠만 사용하면 금방 힘이 오르고 힘들다는 느낌이 사라진다.

현미밥은 오래 씹어야 목으로 넘어간다. 오래 씹는 게 귀찮다고 대충 씹다가 삼켜버리면 현미에 담겨 있는 영양소를 제대로 이용할 수 없다. 현미는 오래 씹는 사람에게만 고소하고 달짝지근한 맛으로 보답한다. 처음에는 현미밥을 먹는 것이 약간 힘들겠지만 곧 익숙해진다는 확신을 가져야 한다.

먹는 건 쉽게 익숙해진다

오랜 세월 백미를 먹던 사람이 한 순간에 현미에 적응하기는 쉽지 않다. 오래 씹지 않아도 쉽게 넘어가고 떫거나 쓴맛이 나지 않는 백미에 길들여진 입맛이 단번에 바뀌기를 기대할 수는 없다. 하지만 조금만 노력하면 곧 익숙해질 수 있다.

어떤 행동이든지 여러 차례 반복하다 보면 곧 익숙해지고 습관으로 굳어진다. 물론 익숙해지기까지는 노력이 필요하지만 일단 새로운 습관이 몸에 붙고 자리를 잡게 되면 과거의 습관이 오히려 어색하게 느껴지고 새 습관이 자연스럽게 느껴질 것이다.

백미를 먹다가 현미로 바꾸는 것도 마찬가지다. 처음에는 뭔가 어색하고 힘들어서 포기하고 싶은 마음이 들겠지만 참고 며칠동안 반복하다보면, 어느 날 자신도 모르게 자연스러워지고 현미밥을 오히려 더 맛있다고 느끼게 된다. 어쩌다가 예전에 먹던 백미밥을 먹게 되면 오히려 이상한 느낌마저 들게 된다. 과거에 그렇게 맛있던 것이 더 이상 그렇지 않게 느껴지는 것이다.

물론 모든 사람이 다 현미를 더 좋아할 수는 없다. 애를 써도 여전히 현미는 맛이 없다고 말하는 사람들도 있다. 하지만 대부분의 사람들은 약간의 노력만으로도 현미를 즐길 수 있다. 모든 것은 마음먹기에 달렸다. 도저히 현미밥을 못 먹겠다고 하는 것은 불가능해서가 아니라 습관이 될 정도로 충분히 노력하지 않았기 때문임을 명심하자.

밥 짓기도 익숙해진다

현미밥이 좋은 줄은 알지만 밥 짓기가 까다로워서 시작하지 못하겠다는 사람들이 있다. 사실 백미밥은 아무 솥에나 해도 잘 된다. 얇은 냄비에 밥을 해도 먹을 만하다. 밥 짓기 전에 미리 물에 불리지 않아도 별 문제 없이 밥이 잘 된다. 이에 비해서 현미밥은 압력밥솥에 해야 먹기가 편하다. 보통 밥솥에 해서는 약간 여물게 느껴지고 냄비에 해서는 먹기가 쉽지 않다. 밥을 짓기 전에는 여러 시간동안 물에 충분히 불려두어야 무른 밥이 된다. 준비 없이 밥을 하면 힘들여 씹어야 한다. 뿐만 아니라 현미는 백미와 달리 멥쌀로만 밥을 지어서는 찰기가 거의 없다. 현미찹쌀을 조금 섞어야 어느 정도 찰기가 있다.

이처럼 현미는 백미에 비해서 밥을 짓기 위해 갖추어야 할 몇 가지 조건들이 있어서 백미에 비해 약간 까다롭다고도 할 수 있다. 하지만 현미밥의 가치를 충분히 인식하게 되면 조리 과정에서 발생하는 이런 정도의 불편함은 얼마든지 극복할 수 있다. 적은 돈은 아니지만 압력밥솥을 하나 장만 해 놓으면 여러 해를 쓸 수 있기 때문에 크게 부담이 된다고는 볼 수 없다. 밥하기 전에 미리 쌀을 물에 담가 놓아야 하는 것도 익숙해지면 아무 어려움이 없다. 혹시 미리 준비하지 못했다면 뜨거운 물에 잠시 불렸다가 밥을 하면 부드러운 밥이 된다. 현미멥쌀과 찹쌀을 섞는 문제도 미리 일정 비율로 혼합해 놓고 쓰면 된다.

현미밥을 짓는데 귀찮은 점이 몇 가지 있긴 하지만 현미밥을 먹음으로써 얻게 되는 유익을 생각하면 그 정도쯤 그냥 지나갈 수 있는 것들이 대부분이다.

알고 보면 비싸지 않다

현미를 먹자니 비싸서 망설여진다고 말하는 사람들이 있다. 실제로 현미는 백미에 비해서 10% 이상 가격이 높다. 일반 현미일 경우에 그 정도고, 무농약 현미나 유기농 현미를 사 먹으려면 백미에 비해 최고 두 배 정도의 값을 치러야 한다.

현미가 백미에 비해 값이 비싸기는 하다. 그러나 조금만 냉정하게 따져보면 백미를 먹는 것보다 현미를 먹는 편이 오히려 더 싸게 먹힌다는 사실을 발견할 수 있다. 일단 현미는 백미만큼 많이 먹을 수가 없다. 적게 먹어도 배가 부르고 쉽게 배가 꺼지지 않기 때문에 쌀 소비가 백미보다 훨씬 적다. 게다가 현미를 먹는 사람은 백미를 먹는 사람에 비해서 병에 걸릴 가능성이 훨씬 줄어들기 때문에 당연히 병 치료에 드는 비용이 크게 절감된다.

유기농 현미가 좋기는 하지만 가격이 부담스럽다면 무농약 현미나 보통 현미를 먹으면 된다. 어찌되었든 간에 값이 비싸다는 이유로 현미 자체를 포기하는 것은 현명하지 못한 선택이다.

2
현미,
병을 다스리는 자연의 명약

현미만으로는 단백질이 부족할까

동물성 식품을 먹지 않고 쌀만 먹으면 단백질이 부족할 거라고 생각하는 사람들이 많다. 일반인들은 말할 것도 없고 소위 전문가들도 생각이 크게 다르지 않다. 이런 이유로 밥을 적게 먹는 대신에 고기를 비롯한 동물성 식품을 그만큼 더 먹어야 균형 잡힌 식생활이 된다고 여긴다. 지금부터 과연 쌀이 단백질이 부족한 식품인지 살펴보기로 하자.

사람에게 필요한 단백질의 양

단백질은 인체에서 매일 소량씩 소모되며, 하루 필요량 이상으로 섭취한다고 해서 다음날 쓸 수 있도록 몸에 저장되지도 않는 특성을 지니고 있다. 그래서 단백질은 매일, 필요한 양만큼만 섭취해야 한다. 단백질이 필요량 보다 적으면 이상이 생긴다는 것은 널리 알려져 있지만, 필요 이상으로 많아도 몸에 상당한 부담이 된다는 사실을 알고 있는 사람은 많지 않다. 필요 이상의 단백질은 반드시 분해해서 몸 밖으로 배출해야 하는데 이 과정에서 상당한 에너지가 낭비된다. 게다가 그 일을 담당하는 장기에 이상이 있을 때는 배출되지 못한 단백질 분해 물질로 인해서 심각한 문제가 발생하기도 한다. 이런 이유 때문에 단백질은 모자라지도 않아야 하지만 많이 섭취해서도 안 된다.

  60킬로그램의 체중을 가진 사람이 하루에 필요한 단백질의 양은 30그램 정도인 것으로 알려져 있다. 아침·점심·저녁 세끼 식사를 현미로 한다고 가정할 때 하루에 현미로부터 얻게 되는 단백질의 양은 32.4그램이다.* 이는 하루에 필요한 양보다 8%나 많은 양이다. 따라서 현미를 먹으면 단백질이 부족한 사태는 결코 발생하지 않는다.

성장기 아이들

  성장기에 단백질 섭취가 부족하면 성장 장애가 생긴다. 그래서 어른들은 성장기에 있는 아이들에게 단백질을 충분히 공급하겠다는 이유로 고기·생선·계란·우유 같은 단백질이 많이 함유된 동물성 식품을 먹인다. 이 식품들은 성장기 아이들에게 필수식품이라고 알려져 있다. 결

---

* 한 끼에 150그램의 현미를 먹는다고 가정했을 때 하루에 섭취하는 단백질의 양.

국 쌀만 먹어서는 단백질이 부족하다는 말인데, 이런 주장이 사실에 근거한 것인지 짚어볼 필요가 있다.

　일생 중에서 성장 속도가 가장 빠른 시기는 태어나서 돌이 될 때까지의 1년간이다. 돌이 되면 태어날 때 체중의 3배가 된다. 사춘기에도 성장이 빠르지만 태어나서 첫 1년보다는 느리다. 그러므로 갓난아기들이 먹는 음식을 분석해 보면 빠른 성장기에 있는 아이들에게 어느 정도의 단백질이 공급되어야 하는지에 대한 해답을 얻을 수 있다.

　갓난아기들이 먹는 엄마 젖에는 칼로리 비율로 단백질이 7% 들어 있다. 이 정도면 일생 중 가장 빠르게 성장하는 데에 문제가 없다. 사춘기의 청소년들이 먹을 수 있는 현미에는 단백질이 8% 들어 있다. 현미 안에 갓난아기를 1년에 3배로 성장시킬 수 있는 모유보다도 더 많은 단백질이 들어 있는 셈이다. 따라서 갓난아기보다는 성장 속도가 느린 청소년기에 현미밥 이외에 별도로 단백질을 더 섭취해야 할 이유가 없다. 현미에 단백질이 부족하다는 주장이 사실과 다르다는 것을 알 수 있는 대목이다. 그런 잘못된 주장에 현혹되어 동물성 식품을 먹음으로써 자신의 몸을 상하게 해서는 안 된다.

　사실이 이러함에도 불구하고 현재 주류를 이루고 있는 주장은 단백질을 칼로리 비율로 20% 정도는 섭취해야 한다는 것이다. 다시 한 번 강조하는데, 단백질은 부족해서도 안 되지만 많아도 몸에 해가 된다. 동물성 식품에는 현미의 7배가 넘는(약 50%) 과도한 단백질이 들어 있어서 자칫 몸이 상할 수 있다.

아미노산이 부족하다는 주장

단백질에도 품질이 있어서 양적으로는 충분하다고 해도 질적으로 떨어진다면 여전히 문제가 생긴다고 주장하는 사람들이 있다. 농불성 식품에는 양질의 단백질이 많이 들어 있는 반면, 쌀(현미)을 포함한 식물성 식품에 들어 있는 단백질의 품질은 그보다 못하다는 얘기도 한다.

단백질의 품질을 얘기하는 사람들은 단백질을 구성하고 있는 아미노산 중에서 필수 아미노산의 양이 많으면 우수한 것으로 보고, 적으면 열등한 것이라고 말한다. 그들은 현미의 단백질에는 라이신이라는 필수 아미노산의 양이 계란이나 우유에 비해서 적게 들어 있으며, 그런 이유 때문에 쌀을 주식으로 하면 자칫 라이신 부족으로 인한 증상이 올 수 있다고 주장한다.

그러나 어떤 특정 아미노산이 많다거나 적다는 얘기는 그것을 먹게 되는 사람의 필요량을 기준으로 해야지, 양적으로 단순 비교하여 많으면 좋고 적으면 나쁘다고 판단해서는 안 된다. 쌀에 들어있는 라이신이 우유와 계란에 비해서 적은 것은 사실이지만 사람에게 부족한 양은 아니다. 사람에게 필요한 양을 소나 닭에게 필요한 양과 단순 비교하는 우를 범해서는 안 된다. 현미에 특정 필수 아미노산이 적게 들어 있는 것이 아니라 오히려 동물성 식품에 필요 이상으로 많이 들어 있다고 보는 것이 더 정확하다. 현미를 포함한 순수 식물성 식품만 먹는 사람들에게서 단백질 부족 문제가 발생하지 않는다는 사실을 통해서도 이를 실증적으로 확인할 수 있다.

알레르기를 유발하는 과단백 식품

계란, 우유, 땅콩, 대두, 밀 등은 알레르기 유발 식품으로 분류되어 있다. 이들 식품은 모두 단백질 함량이 높은데 칼로리 비율로 계란에는 31.8%, 우유에는 20%, 땅콩에는 16%, 대두에는 40%, 밀에는 14%가 들어 있다. 이 수치는 현미(8%)에 비해 적게는 75%에서 많게는 400%나 더 많은 양이다. 이런 식품을 어린 아이들이 먹으면 자칫 두드러기, 비염, 천식, 위장질환과 같은 알레르기 반응을 일으킬 수 있다.

이상에서 알 수 있는 것처럼 단백질은 적당하게 들어 있어야 좋은 것이지, 많다고 무조건 좋은 것이 아니다. 많으면 오히려 병을 일으킨다는 사실을 간과해서는 안 된다. 뿐만 아니라 단백질이 적다는 이유나 특정 필수 아미노산의 양이 적게 들어 있다는 이유만으로 쌀을 열등한 식품으로 보는 어리석은 생각도 빨리 버려야 한다. 현미는 단백질이 과도하게 많지 않아서 좋은 식품이다.

현미에는 정말 탄수화물이 지나치게 많을까

잘 알려진 것처럼 인체에서 가장 중요한 역할을 하는 영양소는 단백질, 지방, 탄수화물이며 이들을 3대 영양소라고 부른다. 물론 이 외에도 많은 성분들을 적절하게 섭취해야 하지만, 이 3대 영양소의 경우는 양적으로도 많이 필요하고 부족하거나 지나치게 많을 때 큰 문제가 발생하므로 더 비중 있게 취급한다.

현미에는 탄수화물이 너무 많이 들어 있어서 상시로 먹을 경우에 비만을 일으키고 당뇨병에 나쁜 영향을 미친다고 주장하는 사람들이 있다. 그런 이유로 밥을 줄이고 대신 동물성 식품을 먹으라고 권하는 사람들도 많다.

현미 100그램에는 단백질이 7.2그램, 지방이 2.5그램 들어 있는 반면 탄수화물은 단백질의 10배 이상, 지방의 30배 이상이나 되는 76.8그램이 들어 있다. 이것을 칼로리 비율로 환산해 보면 단백질이 8%, 지방이 6.3%, 탄수화물이 85.7%를 차지한다. 칼로리 비율이란 1그램당 단백질과 탄수화물이 각각 4kcal, 지방은 9kcal를 발생시킬 수 있다는 점을 반영하여 계산한 것이다. 이렇게 하는 이유는 이들 성분의 단순한 물리적 크기보다는 실제로 몸에서 화학적으로 얼마나 역할을 하는지가 더 중요하기 때문이다.

많은 전문가들은 단백질 20%, 지방 20%, 탄수화물 60% 정도의 비율이 되도록 음식을 섭취하는 것이 바람직하다고 말한다. 따라서 현미를 주식으로 삼으면 탄수화물 비율이 너무 높기 때문에 좋지 않다고 지적한다. 그럼 이제부터 그러한 주장이 정말 맞는지 살펴보자.

단백질·탄수화물·지방의 특징과 필요량

단백질, 탄수화물, 지방 이 세 가지 성분을 어떤 비율로 섭취하는 게 좋은지를 올바르게 이해하기 위해서는 먼저 이들 성분의 역할을 정확히 알 필요가 있다.

단백질은 아주 적게 소모되는 성분일 뿐만 아니라 필요 이상으로 섭취해봐야 저장되지도 않는 성분이다. 앞에서도 설명한 것처럼 매일 소량씩 섭취해야 하며, 아무리 많이 잡아도 칼로리 비율로 7% 이상은 섭취할 필요가 없다.

지방은 여분의 칼로리를 저장할 수 있는 기능을 갖고 있는 성분이다.

사람이 항상 필요한 만큼만 먹을 수는 없다. 어쩌다 보면 많이 먹을 수도 있고, 또 반대로 필요한 양만큼 먹지 못할 경우도 생긴다. 많이 먹었을 때 남는 분량을 저장해 두었다가 모자랄 때 사용하는 것이 몸의 원리다. 지방 성분은 크기가 작아도 많은 열량을 낼 수 있기 때문에 별로 많이 필요하지 않다. 먹는 음식물 중에서 지방이 차지하는 비율이 10%를 넘어가면 혈당 조절에 장애가 발생할 수 있고, 지방이 6.3%밖에 들어 있지 않은 현미밥만 먹어도 부족으로 인한 문제는 발생하지 않는다. 지방은 아무리 많아도 10%를 넘지 않도록 적게 먹어야 한다.

탄수화물은 혈당(혈액의 포도당)의 원료가 되는 성분이다. 혈당은 사람이 활발하게 활동을 할 때나 가만히 누워 잠을 자고 있을 때나 변함없이 계속 소모되는 성분이다. 생각하고, 호흡하고, 심장을 수축하고, 체온을 유지하고, 근육을 움직이고, 내장을 움직이게 하는 모든 활동이 포도당에 의해서 유지된다. 따라서 사람은 탄수화물이 많이 들어 있는 식품을 충분히 먹어야 한다. 현미와 대조적으로 동물성 식품에는 탄수화물이 전혀 들어 있지 않아서 영양을 위해 사람이 먹기에는 아주 기형적인 식품이라고 할 수 있다.

비만과 당뇨병 그리고 쌀밥

비만은 몸에 중성지방(비계지방)이 과도하게 많이 축적된 상태를 뜻하고, 당뇨병은 혈당이 지나치게 높아서 생기는 병을 말한다. 이 두 가지

병은 함께 발생하는 경우가 많은 것으로 보아 한 가지 병의 두 가지 측면이라고 보아야 한다.

중성지방이 혈당이 높을 때 생성되는 성분이고 보면 비만이나 당뇨병은 둘 다 탄수화물 섭취가 많을 때 생기는 병으로 보이기도 한다. 이런 겉모습 때문에 비만과 당뇨병을 예방하거나 치료하기 위해 탄수화물이 많이 든 식품 섭취를 줄여야 한다는 주장이 나오게 되었다.

그러나 비만과 당뇨병은 대부분의 경우 단백질, 지방, 탄수화물 중 어떤 성분이든 간에 지나치게 많이 먹을 때 생기는 병이다. 물론 탄수화물을 많이 먹을 때 잘 생기는 것이 사실이지만 단백질과 지방으로만 이루어진 동물성 식품만 많이 먹어도 비만과 당뇨병이 잘 생긴다.

탄수화물이 많이 든 쌀을 많이 먹기 때문에 비만이나 당뇨병이 잘 생긴다는 주장이 엉터리라는 것을 실증해 주는 사실이 있다. 근래에 우리나라의 쌀 소비는 빠른 속도로 줄어들고 있다. 반대로 동물성 식품의 소비는 날이 갈수록 증가하고 있는데, 이와 때를 같이해서 비만과 당뇨병도 급증하고 있다. 비만과 당뇨병은 필요 이상으로 많은 칼로리를 섭취해서 생기는 문제일 뿐, 단순히 쌀(탄수화물)을 많이 먹어서 생기는 문제는 아니다. 현재 우리나라에서 비만과 당뇨병이 급증하는 이유는 쌀을 적게 먹는 대신 다른 것을 많이 먹기 때문이다. 그런데 이걸 거꾸로 알고 있기 때문에 중대한 문제가 발생하고 있다.

자연 상태의 고 탄수화물 식품인 현미는 많이 먹지 않아도 배가 불러 오기 때문에 많이 먹으려야 먹을 수가 없다. 따라서 '탄수화물이 많이 들어 있으니 지금보다 밥을 적게 먹는 게 바람직하다'는 말은 아무런 근거가 없다.

현미는 많이 먹을 수 없다

현미에는 탄수화물이 높은 비율로 들어 있으나 과식을 방지해 주는 섬유질이 탄수화물 대비 1.7% 정도로 많이 들어 있어서 배불리 먹어도 실제로 섭취하는 칼로리가 많지 않다. 포만감이 들 정도로 먹어도 먹는 양이 제한되어 있다는 말이다.

이와는 대조적으로 섬유질이 적게 들어 있는 비 녹말 탄수화물(설탕 등의 단순 당) 식품은 과식할 수 있는 가능성이 매우 높다. 백미도 여기에 속하는데 섬유질이 탄수화물 대비 0.5% 정도로 현미에 비해 1/3도 되지 않을 만큼 적게 들어 있다.

현미의 탄수화물은 녹말이다

탄수화물은 여러 가지 것들을 통틀어서 일컫는 명칭이다. 혈당 성분인 포도당, 꿀이나 과일의 단맛을 내는 과당, 설탕, 엿기름의 단맛을 내는 맥아당, 젖에 들어 있는 유당 등 단맛이 나는 당분 혹은 단순 당이라고 부르는 것들이 있다. 뿐만 아니라 감자, 고구마, 현미를 비롯한 곡식에 들어 있는 녹말(전분澱粉)도 모두 탄수화물에 속한다. 녹말은 처음에는 아무 맛이 없으나 씹으면 씹을수록 서서히 단맛이 나는 성분으로 바뀌게 된다.

비녹말 탄수화물인 당분은 금방 흡수되어 바로 혈당을 올라가게 만드는 반면, 녹말 탄수화물은 입안에 넣고 씹는 과정 중에 침에 의해 일부가 분해된 후, 소장의 소화효소에 의해서 최종적으로 분해되어 흡수되기 때문에 혈당이 서서히 상승할 수밖에 없다. 혈당이 급격히 올라가면 곧이어 급격히 하락하면서 허기를 유발하는데, 이것을 못 참고 음식을 먹게 되면 결과적으로 고혈당으로 인한 당뇨병과 비만으로 이어지게 된다.

지금까지 살펴본 바와 같이 당분이 많이 든 음식은 많이 먹지 않도록 주의해야 하지만, 전분이 많이 든 음식은 걱정하지 않아도 된다. 이러한 점을 고려하지 않고 단지 탄수화물이 많이 들어 있다는 이유만으로 현미를 주의해야 한다고 주장하는 것은 옳지 않다.

생선을 먹는 것이 정말 건강에 좋을까

현미 이야기를 하다가 난데없이 생선 이야기를 꺼내서 약간 의아하게 생각하는 사람들이 있을지도 모르겠다. 다름 아닌 생선 기름에 대해 부풀려진 내용을 바로 잡기 위해서다. 생선을 먹어야 한다는 주장은 상식이 되다시피 할 정도로 널리 알려져 있다. 그걸 먹으면 왜 좋고 어디에 좋은지 정확히 알지 못한 채 그저 다들 좋다고 하니 나도 먹겠다는 식이다. 현미에 부족한 성분이 생선에 들어 있다는 주장을 하는 사람들이 많은데, 과연 그 얘기들이 사실에 근거한 것인지 살펴보기로 하자.

생선을 먹어야 한다는 주장

근래에 크게 문제가 되고 있는 뇌혈관병, 심장혈관병, 고혈압, 동맥경화증 등 혈관 관련 병을 예방하거나 치료하기 위해서는 생선, 특히 등 푸른 생선을 먹는 것이 좋다는 소문이 널리 퍼져 있다. 등 푸른 생선에는 기름이 많고 이 기름은 혈액 응고를 억제해서 혈관 안에 혈전(피떡)이 생기는 것을 방지해 준다고 알려져 있기 때문이다. 혈전 형성을 억제해 주는 성분은 고도(혹은 다多) 불포화지방산의 하나인 EPA이며, 오메가-3 지방산 중 하나다.

생선을 먹어야 한다는 주장의 또 다른 근거는 DHA라는 불포화지방산이 생선에 많이 들어 있기 때문이라는 점이다. DHA는 사람의 뇌세포를 구성하는 성분 중 하나이며, 실제로 생선에 DHA 성분이 들어 있는 것도 사실이다. 이를 근거로 뇌가 빠르게 발달하는 시기의 어린이들이나 노화로 뇌기능이 떨어져가는 노인들에게 이 성분이 들어 있는 생선을 먹게 하면 도움이 될 것이라고 여기게 되었다.

그런데 여기서 염두에 두어야 할 몇 가지 사실이 있다. 생선이 몸에 좋다고 하는 것은 다른 무엇보다 생선 기름이 좋다는 것인데, 사람들은 생선 기름만 빼내서 먹지 않고 살코기도 함께 먹는다. 살코기에는 기름도 들어 있지만 살이 더 많이 들어 있어서 원하던 원치 않던 간에 함께 먹을 수밖에 없다. 그러나 생선살에는 지나치게 많은 단백질이 들어 있는 데다 콜레스테롤도 함께 들어 있어서 몸을 해치는 원인이 된다.

또 한 가지 중요한 사실은 생선을 먹을 때 날것(생선회)으로 먹는 경우도 있지만 대부분 불에 굽는 등 열을 가하여 요리해서 먹는다는 점이다. 이 과정에서 생선기름은 열에 의해 변성이 되어 몸에 해로운 성분으로 바뀌기 때문에 오히려 손해가 될 가능성이 높다. 게다가 생선기름에는 콜레스테롤도 들어 있어서 동맥경화증의 원인이 될 수도 있다. 또 생선을 먹을 때 필요하지 않은 단백질을 과도하게 먹게 되는데, 이로 인해 혈액이 산성화되어 여러 가지 문제를 발생시킬 가능성도 높아진다. 이처럼 요리한 생선은 몸에 득이 되기보다는 오히려 손해가 될 가능성이 높다는 사실을 잊지 말아야 한다.

먹지 않아도 몸에서 만들어진다

몸에서 만들어진다는 말은 굳이 그 성분을 먹을 필요가 없다는 말이다. 호르몬이나 소화효소를 비롯한 여러 가지 효소들은 우리 몸이 알아서 알맞게 만들어낸다. 이런 성분들을 별도로 몸에 공급하면 오히려 너무 많아져서 문제를 일으킬 수 있다. 따라서 호르몬이나 소화효소와 같은 성분 그 자체를 몸에 공급하기보다는 그러한 성분들을 만들어낼 수 있는 원료 물질들을 공급해 주는 게 좋다.

마찬가지 이유로 생선기름에 들어 있는 EPA나 DHA도 음식으로 섭취하는 것은 바람직하지 않다. 다만 이런 성분들을 체내에서 만들어낼 수 있는 원료 물질들만 섭취해 주면 되는데, 이것이 바로 현미에 들어 있는 기름이다. 현미기름에는 오메가-3 불포화지방산이 많이 들어 있는데, 사람의 몸은 바로 이 오메가-3 불포화지방산을 이용해 생선기름에 들어 있는 EPA와 DHA를 만들어 낸다.

이제부터는 굳이 먹지 않아도 될 기름을 먹기 위해서 생선을 먹는 일은 삼가야 한다. 몸에 도움이 될 줄 알고 먹은 것이 오히려 몸에 해로운 성분들을 먹는 어리석은 행동이 되어버린다는 점을 명심해야 한다. 현미는 이와 달리 아무런 문제를 일으키지 않으면서 혈액의 병적인 응고를 예방해주고 뇌세포를 만들어주고 몸의 여러 기능을 유지시켜준다.

현미에 비해 오메가-3 불포화지방산이 형편없이 적은 백미를 먹는다면 혹시 생선기름을 먹어야 할지도 모르겠지만, 백미가 아닌 현미를 먹는다면 생선을 먹어야 할 이유가 하나도 없다.

현미는 비만을 확실하게 치료한다

　오늘날 비만이 어느 정도로 심각한 수준이며, 또 얼마나 치명적인 병을 일으키는 원인이 되는지는 굳이 여기서 더 설명하지 않아도 대부분 잘 이해하고 있으리라 생각한다. 성인병이라고 부르는 생활습관병의 뿌리가 바로 이 비만에 있으므로, 비만을 해결하면 삶의 질을 획기적으로 개선할 수 있고 상당한 수명연장 효과도 거둘 수 있다.
　예전부터 지금까지 수없이 많은 비만 퇴치법들이 나오고 있지만, 어느 것 하나 신통한 것이 없다. 비만치료의 성공률은 5% 미만에 머물 정도로 매우 실망스러운 수준이라고 알려져 있다. 하지만 식습관을 바꿔 현미밥채식만 꾸준히 한다면 살빼기가 그리 어려운 일도 아니다. 의식하지 못하는 사이에 어느 순간 날씬해진 자신을 발견하게 된다.

현미는 지방 비율이 낮다

비만은 칼로리 함유량이 높은 식품을 많이 섭취할 때 생기는 병이다. 칼로리 함유량이 높은 식품이란 단백질, 지방, 탄수화물이 차지하는 비율이 높은 식품을 의미하며 곡식과 동물성 식품(고기·생선·계란·우유)이 여기에 속한다.

칼로리 섭취량은 칼로리 함유량과는 조금 다른 개념인데, 지방이 얼마나 많이 들어 있느냐에 따라 크게 좌우된다. 지방은 1그램에 9kcal를 내고 단백질이나 탄수화물은 4kcal를 내기 때문에 같은 양을 섭취해도 칼로리는 두 배 이상 차이가 난다. 즉 같은 크기(혹은 무게)일 때, 지방이 훨씬 더 많은 칼로리를 함유하고 있기 때문에 지방이 많이 들어 있는 식품을 먹으면 그 양이 비록 적더라도 실제로는 많이 먹는 셈이 된다.

칼로리 비율로 동물성 식품에는 지방이 평균 약 50% 정도 들어 있고 현미에는 6.3% 정도 들어 있다. 즉 현미는 같은 양의 동물성 식품에 비해 지방이 1/8밖에 들어 있지 않기 때문에 먹는 것에 비해서 살이 찔 염려가 훨씬 적다.

배불리 먹고도 살은 빠진다

비록 탄수화물이 지방에 비해서 칼로리가 낮다고는 하지만 많이 먹게 되면 살이 찌는 것이 당연하다. 어른이나 아이 할 것 없이 좋아하는 달콤한 음료수들은 주로 탄수화물로만 구성되어 있는데, 그런 음료수를 많이 마셨을 때 살이 찌는 것을 보면 쉽게 이해가 될 것이다. 음료수 뿐만 아니라 가공한 탄수화물 식품을 많이 먹어도 살이 찐다.

현미에는 칼로리 비율로 탄수화물이 85.7%나 될 정도로 많이 들어 있다. 겉으로만 보면 고 탄수화물 식품으로 살이 찔 가능성이 높아 보인다. 하지만 현미에는 섬유질도 많이 들어 있어서 살이 찌지 않게 한다. 현미 100그램에는 섬유질이 1.3그램 들어 있어서 백미의 0.4그램에 비해 3배 이상 들어 있다. 섬유질이 많이 든 식품은 적게 먹어도 배가 부르고 소화가 천천히 되기 때문에 간식을 먹지 않아도 허기가 생기지 않는다. 실제로 현미밥을 먹으면 백미를 먹을 때에 비해서 2/3 정도의 양만 먹어도 배가 부르고 다음 식사시간이 될 때까지 든든한 느낌이 들어 간식을 먹지 않고도 견딜 수 있게 된다. 이런 이유로 비만한 사람이 현미를 먹게 되면 서서히 살이 빠지게 된다. 배고픈 것을 이를 악물고 참아야 하는 다른 다이어트와는 전혀 다른 방식이다.

배가 고픈 것을 참는 방법으로 적게 먹으려고 하면 얼마 지나지 않아 실패하게 된다. 주위에 마음만 먹으면 언제든지 먹을 수 있는 음식들이 널려 있는 데다, 식욕을 자극하는 유혹들이 너무나 많기 때문이다. 그러므로 성공적인 감량을 위해서는 배부르게 먹고도 살이 빠지도록 해야 한다. 다시 말해 포만감을 느낄 수 있을 만큼 넉넉히 먹어도 실제로 섭취하는 칼로리가 많지 않도록 해야 하는 것이다.

이런 조건에 딱 들어맞는 식품이 바로 현미다. 비만한 사람이 현미를 먹게 되면 의식하지 못하는 사이에 서서히 살이 빠지게 된다. 어떤 경우에는 이러다가 살이 너무 빠지는 것은 아닌가 하는 우려가 생길 정도로 살이 빠지기도 한다. 그러나 적정 수준 이하로는 절대로 살이 빠지지 않으므로 염려하지 않아도 된다. 비만이 단지 체형의 문제에 그치지 않고 고혈압, 당뇨병, 다수의 암, 골관절염 등 심각한 병의 뿌리가 된다는 점을 염두에 둔다면 현미식을 하는 것이 얼마나 중요한지 다시 한 번 깨달을 수 있을 것이다.

쌀 소비 감소와 비만

하루 세끼를 모두 쌀밥으로 먹으려면 1년에 1인당 160킬로그램(두 가마)의 쌀이 필요하다. 통계청의 발표에 의하면 2008 양곡년도에 한국인 1인당 연간 쌀 소비량은 75.8킬로그램이었다. 이는 22년 전인 1986 양곡년도에 127.7킬로그램이었던 것과 비교하면 엄청난 차이다.

같은 기간에 비만 인구가 얼마나 늘어났는지는 굳이 통계자료를 제시하지 않아도 누구나 쉽게 알 수 있다. 쌀에 탄수화물이 많이 들어 있어서 비만의 원인이 될 수 있으니 밥을 줄이고 동물성 식품을 더 먹어야 한다는 주장이 얼마나 근거 없는 것인지를 드러내는 통계다. 심지어 백미를 먹었을 때도 이러한데, 이보다 더 적게 먹어도 되는 현미 위주로 식사하게 되면 비만의 염려로부터 훨씬 더 자유로울 수 있다.

현미가 체내의 콜레스테롤 수치를 낮춘다

혈액 중에 콜레스테롤 수치가 지나치게 높은 상태를 과(過)콜레스테롤 혈증이라고 부른다. 일반적으로 고(高)콜레스테롤 혈증이라고 통용되고 있으나 이는 병의 실체를 잘 드러낸다고 볼 수 없기 때문에 적합한 명칭으로 볼 수 없다.

콜레스테롤은 몸에서 만들어지는 성분이기 때문에 인위적으로 더 보태지 않았을 때가 정상이며 수치로는 130mg/dL 즉, 혈액 100ml 중에 130밀리그램 정도가 들어있는 것이 정상이다. 몸의 원리상 이 수치보다 10% 정도 높은 143mg/dL를 초과하지 않는 정도까지는 정상으로 보아줄 수 있으나 그 이상을 넘어서는 경우에는 명백한 과콜레스테롤 혈증으로 보아야한다.

그러나 이렇게 엄격하게 선을 그을 때 과콜레스테롤 혈증이 아닌 사람이 거의 없을 만큼 대부분의 사람들이 이 수준을 벗어나 있다. 동물성 식품을 먹지 않는 사람이 거의 없기 때문이다. 이런 현실을 감안하여 현재는 200mg/dL를 벗어났을 때를 과콜레스테롤 혈중이라고 규정하고 있다. 그러나 이 보다 더 낮은 수치에서도 콜레스테롤로 인한 문제가 속속 드러나고 있기 때문에, 머지않아 과콜레스테롤 혈증의 기준이 대폭 하향 조정될 것으로 보인다. 다시 한 번 강조하건데 현재의 기준은 몸의 원리가 아니라 현실을 감안하여 만든 엉터리 기준이라는 사실을 잊어서는 안 된다.

과콜레스테롤 혈증이 문제다

혈액 중에 콜레스테롤이 많아지면 동맥의 안쪽 벽에 콜레스테롤 성분이 달라붙어 혈관이 좁아지고 굳어지는 현상 즉, 동맥경화증이 된다. 동맥경화증은 고혈압을 일으켜 혈관이 파열되는 결과를 낳기도 하고, 때때로 혈관이 막히는 사태를 초래하기도 한다. 뇌동맥이 파열되어 뇌출혈이 되기도 하고 망막동맥이 터져 실명으로 이어지기도 한다. 또 심장동맥이 막히면 심근경색, 뇌동맥이 막히면 뇌경색, 콩팥의 작은 동맥들이 막히면 신부전증을 일으킨다.

이런 병들이 생명을 앗아갈 수 있는 심각한 병들이라는 사실을 감안하면 과콜레스테롤 혈증이 얼마나 무서운 병인지를 확실히 깨닫게 된다. 이외에도 과콜레스테롤 혈증으로 인해 남성 성기의 동맥이 좁아지면 발기부전이 되어 삶의 질을 심각하게 떨어뜨린다.

과콜레스테롤 혈증의 원인

대부분의 과콜레스테롤 혈증은 콜레스테롤이 들어 있는 식품 즉, 모든 동물성 식품을 지나치게 많이 먹기 때문에 생긴다. 콜레스테롤은 동물의 간, 창자, 피부, 알에 특히 많이 들어 있으며 살코기에도 적지 않게 들어 있다. 반면 모든 식물성 식품에는 콜레스테롤이 전혀 들어있지 않다. 곡식, 채소, 과일만 먹는 사람에게 콜레스테롤이 상승할 가능성은 전혀 없다.

경우에 따라서는 동물성 식품을 전혀 먹지 않는데도 콜레스테롤이 높은 사람들이 있기는 하다. 선천적으로 몸 안에서 콜레스테롤이 많이 만들어지는 체질을 타고 났기 때문인데, 이런 사람들은 어릴 적부터 동맥경화증이 생길 가능성이 높고 이로 인해서 파생되는 여러 가지 치명적인 질병들이 나타날 수 있기 때문에 하루라도 빨리 병원을 찾아 적극적인 약물 치료를 하는 것이 좋다.

현미식이 콜레스테롤을 낮춘다

콜레스테롤은 간에서 담즙산으로 바뀐 뒤 담즙에 섞여서 십이지장으로 배설된다. 그런 뒤에는 장에서 지방의 소화와 흡수를 도와주는 역할을 하게 되는데, 그 일이 끝나면 대부분 다시 흡수되어 혈액을 타고 간으로 가서 담즙을 통하여 다시 배설되는 과정을 되풀이 한다.

담즙산이 장에서 머무르는 동안 일부는 대변의 섬유질과 결합하여 몸 밖으로 배출되기도 한다. 만약 대변에 섬유질이 많으면 밖으로 나가는 담즙산이 많아지기 때문에 재흡수되는 담즙산의 양이 줄어들게 된다. 그러면 부족한 부분을 보충하기 위해 몸속의 콜레스테롤이 담즙산으로 더 많이 바뀌게 된다. 결과적으로 혈액 중의 콜레스테롤 수치가 감소하게 되는 것이다. 따라서 혈액 중의 콜레스테롤을 줄이기 위해서는 섬유질이 많이 함유된 음식을 섭취해야 한다.

현미 100그램에는 1.3그램의 섬유질이 들어 있다. 아침·점심·저녁 세 끼를 모두 현미밥과 채소반찬, 과일로 섭취한다면 하루에 섭취하는 섬유질이 18.6그램에 이르게 되는데, 이 정도 양이면 콜레스테롤을 낮추는 역할을 충분히 할 수 있다. 이와 대조적으로 백미에는 현미의 1/3에 불과할 정도로 섬유질이 적게 들어 있고 동물성 식품에는 전혀 들어 있지 않다.

현미식이 콜레스테롤을 낮춰주는 또 다른 근거는 동물성 식품 섭취를 줄여준다는 데에 있다. 현미밥을 배불리 먹으면 동물성 식품을 비롯한 다른 음식을 더 먹고 싶다는 생각이 줄어들기 때문에 결과적으로 콜레스테롤이 내려가게 된다.

콜레스테롤을 낮추는 가장 효과적인 방법은 동물성 식품을 먹지 않는 것이지만, 여기에 곁들여서 현미식을 한다면 더 좋은 결과를 거둘 수 있다. 선천적으로 콜레스테롤이 높은 경우만 아니라면, 일체의 동물성 식품을 끊고 현미밥과 채소반찬, 과일만 먹음으로써 3개월 이내에 콜레스테롤 수치를 크게 낮출 수 있다.

현미는 매우 강력한 고혈압 치료제다

고혈압은 나쁜 식생활습관이 만들어내는 대표적인 병이다(필자는 고혈압을 병이 아니라 증상이라고 보지만 편의상 병이라고 표현한다). 많이 먹어 살이 찌는 것, 혈액 중의 콜레스테롤이 높은 것, 짜게 먹는 것이 고혈압의 중요한 원인이다. 이미 앞에서 현미식이 비만에 어떤 역할을 하는지 그리고 현미가 어떤 방식으로 콜레스테롤을 낮춰주는지에 대해 대부분 설명하였으므로 여기서는 약간의 설명만 덧붙이기로 한다.

체중을 줄여준다

살이 찐다는 것은 중성지방으로 이루어진 비계가 많아지는 것을 의미한다. 이런 경우, 혈액 속의 중성지방도 올라간 상태가 된다. 많이 먹으면 제일 먼저 혈액 속에 중성지방이 많아지고 이것을 지방세포가 받아들여 비계를 만든다.

정상적인 혈액 중에도 중성지방이 어느 정도 있긴 하지만, 비만으로 중성지방이 상승하게 되면 혈관 벽에 죽과 같은 기름때를 형성하여 혈관을 좁게 만든다. 협소해진 혈관을 통해 혈액이 흘러가기 위해서는 압력이 올라갈 수밖에 없는데, 이런 이유로 혈압이 상승하는 것이 바로 고혈압이다.

혈관이 좁아지는 것뿐만 아니라 중성지방이 많아 혈액이 끈끈해지는 것 역시 혈압을 상승시키는 원인이 된다. 과중성지방 혈증으로 혈관이 좁아져 있을 때, 중성지방을 낮추면 혈관은 서서히 넓어지고 혈압은 내려가게 된다.

현미식을 하면 적게 먹고도 배가 부르고 허기지는 경우도 드물기 때문에 군살이 빠지게 되는데, 이는 결과적으로 혈액 중의 중성지방 함량을 낮추고 혈압도 내려가게 한다.

콜레스테롤을 낮춰준다

혈액 중에 콜레스테롤이 높으면 고혈압이 생긴다. 과도한 콜레스테롤은 혈관 벽에 기름때가 끼게 하고 혈관을 좁게 만들어 혈압을 상승시킨다. 따라서 콜레스테롤을 내려가게 하는 식품의 섭취는 고혈압 치료의 중요한 수단이 된다. 앞의 〈현미가 체내의 콜레스테롤 수치를 낮춘

다) 부분에서 설명한 바와 같이, 현미는 섬유질의 작용에 의해 혈액 속의 콜레스테롤을 감소시키기 때문에 결과적으로 혈압을 내려가게 만든다. 현미밥채식만 꾸준히 해도 콜레스테롤 기름때가 서서히 녹아 없어지고 좁아졌던 혈관이 넓어져서 혈압이 내려가게 된다.

싱겁게 먹게 한다

현미는 백미와 달리 싱겁지가 않다. 현미의 속껍질에는 여러 가지 종류의 미네랄(광물질)이 들어 있는데, 이 미네랄들이 어느 정도의 맛을 내기 때문이다. 칼슘(Ca), 마그네슘(Mg), 포타슘(K) 등의 미네랄이 소금 맛을 대신함으로써 싱거운 반찬을 먹어도 맛이 괜찮도록 만들어 준다. 현미에 많이 들어 있는 지방의 고소한 맛도 다른 음식을 싱겁게 먹어도 괜찮도록 도와준다.

동물성 식품을 적게 먹게 한다

고혈압의 가장 중요한 원인은 동물성 식품을 먹는 것에 있다. 동물성 식품에는 콜레스테롤이 많고 과도한 중성지방이 들어 있어서 동맥경화증을 일으키고 혈압을 올라가게 만든다. 현미밥을 배불리 먹으면 그만큼 동물성 식품을 적게 먹거나 안 먹게 되는데, 이것이 현미식이 혈압을 내려가게 하는 또 다른 이유가 된다.

현미식은 배불리 먹어도 칼로리 섭취가 적고, 콜레스테롤이 전혀 들어 있지 않으며, 중성지방은 아주 조금밖에 들어 있지 않기 때문에 혈압을 낮게 유지시키는데 도움을 준다.

현미식의 강력한 강압 효과

혈압을 내리는 가장 강력한 수단은 약물이라고 알려져 있으며 식이요법은 보조 수단 정도로 취급되고 있는 실정이다. 약물요법은 힘들이지 않고 신속하고 강력하게 강압효과를 낼 수 있는 반면, 식이요법은 식습관을 바꾸어야 하기 때문에 고통이 수반되는 노력과 인내가 필요하다. 이런 이유로 식이요법에 비중을 두고 노력하는 환자들이 드물고 철저하게 지키는 사람도 많지 않은데, 이로 인해 식이요법이 지니고 있는 강압효과가 간과되고 있다.

일체의 동물성 식품을 먹지 않고 현미밥과 채소반찬, 생과일 간식만 먹으면 매우 강력한 강압효과를 볼 수 있다. 어떤 환자들은 현미식의 이런 효과를 얕잡아 보고 약을 복용하면서 현미밥채식을 병행하다가 저혈압이 발생해 혼이 나기도 한다. 철저하게만 한다면 현미밥채식은 약 못지 않은 강압효과를 나타낸다.

현미는 당뇨병 치료에 큰 효과가 있다

　당뇨병은 혈당이 높은 상태를 말한다. 단순하게 생각하면 혈당을 내리기 위해서는 혈당의 원료가 될 수 있는 성분을 적게 섭취하면 도움이 될 것 같기도 하다. 그런 이유 때문에 당뇨병 환자의 식이요법 원칙에는 밥을 적게 먹는 대신 단백질이 많이 든 동물성 식품을 더 먹어야 한다고 되어 있다. 그러나 이 같은 원칙대로 식이요법을 실시해 본 환자들은 이구동성으로 혈당 조절이 대단히 어렵다는 얘기를 한다.

　필자는 당뇨병이 있으면서 뇌혈관병이 겹쳐 발생한 환자들을 많이 치료하면서 현미밥이 혈당 조절에 매우 탁월한 효과가 있음을 알게 되었다. 현미에는 탄수화물이 칼로리 비율로 85.7%나 될 정도로 대단히 많이 들어 있어서 얼핏 생각하면 당뇨병에 좋지 않는 영향을 미칠 것이라고 생각할 수 있다. 하지만 결과는 전혀 딴판이다. 지금부터 현미가 당뇨병에 좋은 몇 가지 이유를 살펴보기로 하자.

많이 먹지 못한다

당뇨병에는 제1형과 제2형이 있다. 제1형 당뇨병은 췌장의 인슐린 분비 세포가 망가져서 평생 인슐린을 투여해야 생존이 가능한 형태를 말하는 것이고, 제2형 당뇨병은 인슐린 분비 기능이 살아있긴 하지만 음식 섭취량이 너무 많아서 인슐린 분비량이 이를 따라가지 못하여 혈당이 높은 형태를 말한다.

제2형 당뇨병은 많이 먹어서 생긴 병이라고 해도 틀리지 않을 만큼 과식이 병의 원인이다. 대부분의 당뇨병 환자들은 현재 비만상태이거나, 아니면 지금은 당뇨병으로 살이 빠졌지만 과거에 비만했던 사람들이다. 그러므로 당뇨병을 치료하고 예방하기 위해서는 적게 먹는 것이 무엇보다 중요하다.

현미에는 백미에 비해서 3배 이상의 섬유질이 들어 있어서 많이 먹지 않아도 포만감을 느낄 수 있다. 그런 이유 때문에 현미를 주로 먹는 사람들은 좀처럼 살이 찌지 않는다. 반대로 비만한 사람이 현미를 먹게 되면 빠른 속도로 체중이 내려간다. 비만하면서 당뇨병이 있는 사람이 체중을 줄이게 될 경우, 혈당이 내려가고 인슐린 주사량이나 경구약을 줄여도 되는 경우가 많다. 정도가 심하지 않은 당뇨병의 경우에는 약을 완전히 끊을 수도 있다.

소화가 천천히 된다

현미의 섬유질이 당뇨병에 좋은 역할을 하는 또 다른 이유가 있다. 섬유질은 탄수화물(녹말)을 서서히 소화시켜 혈당이 갑자기 상승하는 것을 억제해줌으로써 혈당 조절을 용이하게 해 준다. 일거리가 한꺼번에 몰리면 다 처리하지 못하게 되지만 분산되면 비록 기능이 약해도 그럭저럭 해결할 수 있는 이치와 같다.

백미를 먹을 때는 혈당이 널뛰기를 했는데 현미를 먹으면서 혈당이 매우 안정되고 인슐린 주사량도 현저히 줄었다는 환자도 있었다. 백미는 짧은 시간에 소화·흡수되어 혈당이 급격하게 올라가도록 만드는데, 그 반작용으로 얼마 뒤에는 혈당이 급격히 내려가게 되어 혈당 폭의 높낮이가 매우 커지게 된다.

콜레스테롤이 없다

당뇨병의 주된 합병증인 뇌혈관병, 심장혈관병, 신장혈관병, 망막혈관병 등은 동맥경화증 때문에 생긴다. 동맥경화증은 혈액 중에 콜레스테롤 함량이 높을 때 발생하는 현상으로 동물성 식품을 즐겨 먹는 사람들에게 잘 생기는 증상이다.

당뇨병이 있을 때 현미밥만 먹으면 위와 같은 무서운 합병증을 예방하는 데에 아주 유리하다. 현미에는 동맥경화증을 일으키는 성분인 콜레스테롤이 전혀 없기 때문이다. 당뇨병의 치료식으로 권장하고 있는 식단에는 고기·생선·계란·우유 등 동물성 식품이 빠지지 않는데, 이는 대단히 잘못된 섭취 방법이다. 동물성 식품에는 콜레스테롤이 과도하게 들어있기 때문에 당뇨병 환자의 생명을 오히려 단축시킨다.

섬유질이 많다

현미에는 콜레스테롤을 감소시키는 섬유질이 많이 들어 있다. 앞서 얘기한 것처럼 콜레스테롤은 담즙산으로 바뀌어 장으로 배설되는데, 섬유질은 이렇게 배설된 물질이 다시 몸에 재 흡수되는 것을 억제해준다. 이는 결과적으로 체내의 콜레스테롤이 담즙산으로 많이 만들어지도록 유도하여 혈액 속 콜레스테롤 수치를 낮추는데 도움을 준다. 콜레스테롤이 높을 때 동맥경화증이 생기는데, 이 콜레스테롤을 낮춰줌으로써 당뇨병의 가장 중요한 합병증을 예방하는데 크게 기여하게 된다.

포화지방산이 적다

현미 전체에서 지방이 차지하는 칼로리 비율은 6.3%에 불과하다. 이 중에서 포화지방산이 약 20% 정도이고 나머지는 불포화지방산이다. 이와는 대조적으로 동물성 식품은 전체에서 지방이 차지하는 칼로리 비율이 50% 정도이며, 이 중에서 포화지방산이 절반(40~60%) 정도를 차지한다. 이 수치를 근거로 하여 포화지방산이 차지하는 칼로리 비율을 계산해 보면, 현미에서 1.26%(6.3%×20%)인 반면 동물성 식품에서는 25%(50%×50%)나 되어 약 20배 차이가 난다.

포화지방산은 글리세롤과 결합하여 중성지방을 이루며 주로 동물성 식품에 많이 들어 있기 때문에 동물성 지방이라고도 알려져 있다. 이 포화지방산은 몸에 필요한 성분이긴 하지만 적게 필요하다. 탄수화물을 적당히 섭취하면 몸에서 필요한 만큼 만들어지기 때문에 굳이 동물성 식품을 먹지 않아도 해결되는 성분이다. 즉 건강하게 야윈 정도의 비계만 있으면 되는데 이 정도의 비계는 현미를 포함한 식물성 식품만 먹어도 몸에서 만들어진다.

이와 대조적으로 불포화지방산은 식품을 통해 섭취해야 하는 성분이다. 불포화지방산은 세포를 만드는 재료가 되고 신경전달물질의 원료가 되는 등 다양한 기능을 가진 필수 물질이다.

제2형 당뇨병 환자들 대부분은 혈액 속의 중성지방이 높기 때문에 이를 낮추는 것이 당뇨병 치료의 첫 걸음이 된다. 이 같은 사실을 알게 되면 포화지방산 비중이 높은 동물성 식품을 먹는 것이 당뇨병 환자에게 얼마나 위험한 일인지, 아울러 현미가 당뇨병 환자에게 얼마나 유익한 식품인지를 쉽게 알 수 있다.

현미는 동맥경화증을 후퇴시켜 심뇌혈관병을 낫게 한다

심장이나 뇌의 혈관에 이상이 생겨서 발생하는 병을 심-뇌혈관 질환이라고 부른다. 심장 혈관이 좁아져 생기는 협심증과 완전히 막힌 심근경색, 뇌혈관이 파열되어 발생하는 뇌출혈과 완전히 막혀서 생기는 뇌경색이 여기에 해당한다. 이 두 장기는 서로 멀리 떨어져 있고 역할도 다르다. 하지만 이들 병이 발병하는 원리는 동일하기 때문에 하나로 묶어서 심-뇌혈관병이라고 부르고 있다.

심각한 수준의 심-뇌혈관병

2005년에 우리나라에서 암으로 사망한 사람들의 수는 모두 66,228명이었다. 이는 2005년 전체 사망자의 27%에 해당하는 수치인데, 사망자

100명 중 27명이 각종 암으로 사망한 셈이다. 이처럼 암 사망률이 날로 높아가고 있어서 모든 이들이 염려하고 있는 실정이며, 조기발견을 위한 검진과 암 보험에 드는 돈이 해마다 어마어마하게 지출되고 있다. 뿐만 아니라 국가적으로도 암 퇴치를 위해 막대한 투자와 많은 노력을 기울이고 있다.

이와 대조적으로 암에 버금가는 높은 사망률을 기록하고 있음에도 불구하고 상대적으로 관심을 끌지 못하고 있는 것이 심-뇌혈관병이다. 2005년 한 해 동안 허혈성 심장질환으로 13,410명이 사망하고, 뇌혈관 질환으로 31,297명이 사망함으로써 이 두 질환으로 모두 44,707명이 사망하였다. 매일 123명이나 되는 사람이 심-뇌혈관병으로 사망한 셈이다. 여기에 고혈압성 질환, 죽상경화증 등 혈관 질병으로 사망한 사람들을 더하면 그 수는 더 늘어난다.

암으로 인한 사망이 인체의 장기에 발생하는 각종 암을 모두 포함하는 것인 반면, 심-뇌혈관병으로 인한 사망은 오로지 뇌와 심장 단 두 장기에 국한한 것이다. 이런 점을 감안하면, 전체 사망자 중에서 심-뇌혈관병으로 사망하는 사람들의 수가 얼마나 큰 비중을 차지하는지를 어렵지 않게 짐작해 볼 수 있다.

암은 밝혀진 것 일부를 제외하면 아직까지 뚜렷한 예방법이 없지만, 심-뇌혈관병의 예방법은 매우 간단하고 단순하다. 조금만 노력하면 사망률을 크게 줄일 수 있고 그만큼 삶의 질을 향상시킬 수 있는 만큼, 관심을 가지고 병에 걸리지 않도록 노력할 만한 충분한 가치가 있다.

심-뇌혈관병의 원인은 동맥경화증

심-뇌혈관병은 동맥경화증 때문에 생긴다. 동맥경화증이란 혈액 중에 콜레스테롤과 중성지방이 필요 이상으로 높아짐에 따라 마치 죽처럼 동맥의 벽에 기름때가 생겨서 혈관이 좁아지고 굳어지는 현상이다. 따라서 심-뇌혈관병 치료와 예방의 핵심은 혈액 속 콜레스테롤과 중성지방을 적정 수준으로 낮게 유지하는 것이다.

콜레스테롤과 중성지방

콜레스테롤은 몸에서 필요한 만큼 만들어내는 성분이므로 음식을 통해서 섭취하는 것을 삼가야 한다. 이는 호르몬이 몸에서 합성되기 때문에 약의 형태로 따로 투여해서는 안 되는 것과 같은 이치다. 그러나 대부분의 사람들은 콜레스테롤이 들어 있는 음식을 먹고 있고, 그로 인해 체내 콜레스테롤 수치가 높아져 병이 생기고 있다.

고기 · 생선 · 계란 · 우유 등의 모든 동물성 식품에는 콜레스테롤이 들어 있기 때문에 이런 식품들을 즐겨 먹을 경우 과콜레스테롤 혈증이 되는 것을 피하기 어렵다. 반면에 곡식 · 채소 · 과일 등 모든 식물성 식품에는 콜레스테롤이 전혀 들어 있지 않아서 이런 식품들만 먹게 되면 아주 알맞은 수준(130mg/dL)이 유지된다.

현미밥을 배불리 먹게 되면 고기를 비롯한 동물성 식품을 먹을 필요가 없어지고 결과적으로 콜레스테롤 섭취가 그만큼 줄어든다. 또 현미에 들어 있는 섬유질은 이미 몸에 존재하는 콜레스테롤의 배설을 촉진하므로 그만큼 동맥경화증을 감소시켜 준다.

중성지방은 쓰고 남은 여분의 칼로리로부터 만들어지는 성분인데, 될 수 있는 한 적절하게 낮은 수치를 유지하는 것이 바람직하다. 중성지방은 체온을 유지하기 위해 지방층을 형성하고 혹시라도 한 동안 음식을 먹지 못하는 경우에 대비해서 비상식량으로 쓰기 위해 몸에 저장해 두는 영양소다. 이 중성지방은 동물성 식품에 아주 많이 들어 있어서 이런 식품을 먹게 되면 혈액 중의 중성지방 수치가 상승하게 된다.

반면 현미에는 소량밖에 들어 있지 않기 때문에 배불리 먹어도 중성지방이 상승하는 경우가 별로 없다. 동물성 식품에는 중성지방이 칼로리 비율로 약 25% 정도 들어 있고 현미에는 약 1.3%정도 밖에 들어 있지 않아서 큰 차이를 보인다.

이처럼 현미식은 혈액 중의 콜레스테롤과 중성지방을 낮게 유지시켜 줌으로써 심·뇌혈관병을 막아주는 식품이라 할 수 있다.

현미식은 동맥경화증을 후퇴시킨다

혈액 중에 콜레스테롤과 중성지방 수치가 아주 낮게 유지되면 동맥벽에 만들어져 있던 기름때가 서서히 녹아 없어진다. 그렇게 되면 혈관이 넓어지고 탄력성이 회복되어 심·뇌혈관병이 발생할 가능성도 그만큼 줄어들게 된다. 뿐만 아니라 이미 발생한 심·뇌혈관병의 회복도 빨라지게 된다.

현미에는 콜레스테롤이 전혀 들어 있지 않아서 체내의 콜레스테롤을 상승시키지 않으며, 현미에 많이 들어 있는 섬유질이 이미 높아진 혈액 중의 콜레스테롤을 배설시키는 역할을 함으로써 동맥경화증을 역진(逆進)시키는 효과를 발휘한다.

현미에는 중성지방도 적게 들어 있어서 중성지방 상승을 원천적으로 억제시키며, 충분한 양의 섬유질 때문에 적게 먹고도 포만감을 느낄 수 있어서 과식하지 않게 되고, 결과적으로 체내에서 중성지방이 생성되는 것을 막아 준다. 이런 선순환을 통해 현미는 이미 형성된 동맥경화증을 후퇴시키는 힘을 발휘한다.

현미에는 비타민 E가 많이 들어 있는데, 토코페롤이라고도 불리는 비타민 E는 혈관의 손상을 방지하여 동맥경화증 발생을 억제하고 역진시키는데도 기여한다.

이 밖에도 현미의 씨눈에 많이 들어 있는 불포화지방산은 혈액의 응고를 억제하는 성분의 원료가 되기 때문에 뇌경색, 심근경색의 예방에 중요한 역할을 한다.

현미의 섬유질이 대장암의 발생을 억제한다

어떤 암은 발생률이 점점 줄어드는 반면 어떤 암은 반대로 점점 많아지고 있다. 대표적인 예로 위암은 점차 줄어드는 추세에 있고 대장암은 무서운 기세로 증가하고 있다. 그럼 여기서 도대체 왜 이렇게 대장암이 증가하고 있는지 그 원인을 알아보도록 하자.

급증하는 대장암

결장, 직장, 항문에 발생하는 암이 가파르게 증가하고 있고 그에 따른 사망자 수도 빠르게 늘고 있다. 암으로 인한 전체 사망자 수에서 대장암이 차지하는 비율은 1985년에는 3.0%, 1995년에는 5.3%, 2005년에는 9.3%를 차지해 가파르게 증가해 왔다는 사실을 알 수 있다.

1985년 대장암 사망자 수를 100으로 보았을 때 1995년에는 295, 2005년에는 675로 늘어나 매 10년마다 3배 전후로 증가하는 셈이 되었다. 같은 기간에 암으로 인한 전체 사망자 수는 1985년을 100으로 간주했을 때 1995년에는 166, 2005년에는 216정도에 머물러 대장암으로 인한 사망자의 증가율이 전체 암 사망자 수 증가율 보다 3배나 높았다. 2005년 기준으로 전체 암 중에서 4번째로 많이 발생하는 것이 대장암이다. 염려스러운 것은 사정이 바뀌지 않는다면 이런 급증세가 앞으로 계속 이어질 것이라는 점이다.

대장암으로 인한 연도별 사망자 수 변화

년도	1985	1990	1995	2000	2005
전체 암 사망자 수(명)	30,272	38,420	50,107	58,042	65,479
대장암 사망자 수(명)	899	1,553	2,648	4,221	6,071
대장암 사망자 비율(%)	3.0	4.0	5.3	7.3	9.3

대장암의 원인

　　대장암 발생을 촉진하는 주요 원인으로 섬유질을 부족하게 섭취하고 동물성 지방을 과다하게 섭취하는 식생활을 들 수 있다. 바꾸어 말하면 섬유질을 많이 섭취하고 동물성 지방을 먹지 않으면 대장암 발병을 예방할 수 있다는 얘기이기도 하다.

섬유질 섭취가 많은 식생활이란 현미밥과 채소반찬에 과일을 간식으로 곁들여 먹는 것이다. 이 세 가지 식품에는 모두 섬유질이 들어 있는데, 이런 식품만 먹는다면 섬유질 섭취는 충분한 수준이 된다.

반면 동물성 지방을 먹지 않는다는 말은 결국 모든 동물성 식품을 먹지 않는다는 얘기다. 흔히 동물성 지방을 섭취하지 않기 위해서 비계만 피하면 되는 것으로 생각하는 경우가 있는데 이는 큰 착각이다. 비계가 아닌 살코기, 생선, 계란, 우유에도 동물성 지방이 대단히 많이 들어 있기 때문이다. 결국 대장암 예방을 위해서는 동물성 식품 자체를 먹지 않아야 한다.

현미밥은 섬유질 덩어리

밥은 섬유질 섭취에 큰 영향을 미친다. 흔히 섬유질을 많이 섭취하기 위해서 나물 반찬이나 과일을 많이 먹어야 한다고 생각하기 쉬우나 이는 사실과 약간의 차이가 있다.

우리나라 사람들이 즐겨 먹는 채소를 예로 들어 보자. 배추, 상추, 케일, 깻잎을 각각 1/4씩 섞어서 한 끼에 100그램씩 먹는다고 가정해 보자. 매끼 이 정도의 양을 먹기가 쉽지 않을 만큼 100그램은 꽤 많은 양이다. 배추 100그램에는 0.7그램, 상추에는 0.8그램, 케일에는 1.8그램, 깻잎에는 2.4그램의 식이섬유가 들어 있는데, 이들 채소 각각을 25그램씩 먹는다면 한 끼에 1.43그램의 섬유질을 섭취하게 된다. 하루 세끼 섭취할 경우 전체 식이섬유 섭취량은 4.3그램이 된다.

우리가 흔히 먹는 과일 10여 종의 섬유질 함유량을 살펴보면 다음과 같다. 과일 100그램에 들어 있는 섬유질의 양은 귤 0.3그램, 배 0.8그램, 백도 0.5그램, 사과 1.4그램, 살구 0.8그램, 자두 1.1그램, 포도 0.4그램, 참외 0.9그램, 키위 1.2그램, 바나나 0.8그램으로 평균 0.82그램이다. 이런 과일을 매끼마다 200그램씩 먹는다고 가정하면 하루에 4.9그램의 섬유질을 섭취하는 셈이 된다.

그럼 이번에는 현미밥을 통해서는 어느 정도의 섬유질을 섭취할 수 있는지 살펴보자. 현미 100그램에는 1.3그램의 섬유질이 들어 있고 보통 한 끼에 150그램 정도를 먹는다고 보면 현미밥을 통하여 하루에 5.9그램의 섬유질을 섭취하는 셈이 된다. 반면 백미 100그램에는 0.4그램의 섬유질이 들어 있어서 세끼를 모두 백미밥으로 먹으면 1.8그램의 섬유질을 섭취하는 셈이 된다. 현미를 먹을 때보다 4.1그램을 적게 섭취하게 되는 것이다.

정리하면 이렇다. 현미밥을 먹을 때 하루 섬유질 섭취량이 5.9그램인 반면 백미밥을 먹을 때는 1.8그램, 채소로는 4.3그램, 과일로는 4.9그램을 섭취하게 된다. 이 수치에서 알 수 있는 사실은 밥, 반찬, 간식 중에서 밥이 섬유질 섭취량에 가장 큰 비중을 차지한다는 것, 현미와 백미 사이에는 매우 큰 차이가 있다는 것 이 두 가지이다. 따라서 대장암 예방을 목적으로 섬유질을 많이 섭취하려 한다면 반드시 백미밥이 아닌 현미밥을 먹어야 한다.

섬유질 섭취 권장량

한국인의 섬유질 섭취 권장량은 하루에 20~25그램이다. 이 정도는 먹어야 변비를 일으키지 않는 수준이라는 것이다. 매끼 현미밥과 채소반찬만 먹고 간식은 과일만 먹었을 때 섬유질 섭취량은 15.1그램이 된다. 이 수치는 권장량의 하한선에도 미치지 못하는 양이다. 그렇다면 무엇을 더 먹어야 한다는 말인가? 계산이 이러함에도 불구하고 동물성 식품을 먹지 않은 상태에서 현미밥과 채소반찬과 과일 간식만을 먹는다면 변비가 생길 가능성이 거의 없다. 이만하면 섬유질 섭취가 충분하다는 것을 뜻한다. 그런데 어째서 권장량이 필요 이상으로 높게 책정되어 있는 것일까?

동물성 식품에는 섬유질이 전혀 들어 있지 않기 때문에 고기·생선·계란·우유를 즐겨 먹으면 변비가 생길 가능성이 매우 높아진다. 하지만 동물성 식품을 전혀 먹지 않고서는 살 수 없으며 만약 그렇게 하면 건강에 심각한 해가 된다고 소문이 나 있다. 이런 이유를 근거로 변비를 일으키는 동물성 식품을 어느 정도 먹는다는 전제 하에 섬유질 섭취량을 정했기 때문에 20~25그램이라는 수치가 나온 것이다.

널리 퍼져 있는 생각과 달리 동물성 식품을 전혀 먹지 않아도 몸에는 아무런 문제가 생기지 않는다. 오히려 섬유질이 들어 있는 식품만 먹게 되면 섬유질의 필요량이 그만큼 줄어들기 때문에 권장량에 미치지 못하는 양을 먹어도 충분하다는 결론을 도출할 수 있다.

동물성 식품이 섬유질 요구량을 높인다

섬유질을 충분히 섭취하기 위해서는 섬유질이 들어 있는 식품만 먹어야 한다. 섬유질이 없는 식품도 함께 먹으면서 섬유질이 많이 든 식품을 그만큼 더 많이 섭취하면 되지 않겠나 하고 생각하기 쉬우나 이런 잔꾀는 통하지 않는다. 섬유질이 들어 있지 않은 동물성 식품을 먹게 되면 변비를 일으키는 요인이 발생해서 섬유질 요구량이 훨씬 더 늘어나기 때문이다. 동물성 식품도 먹고 식물성 식품도 먹는 것은 병 주고 약 주는 꼴과 같다. 섬유질이 들어 있지 않은 식품은 적극적으로 피하고 섬유질이 들어 있는 식품만 먹어야 변비를 피할 수 있고 나아가 대장암을 예방할 수 있다.

현미가 대장암 발생을 억제한다

현미를 우선적으로 먹으면 그만큼 동물성 식품을 적게 먹을 수밖에 없다. 동물성 식품은 지방이 많고 식이 섬유질이 없기 때문에 대장암 발생을 촉진한다. 현미를 먹으면 이런 것을 먹지 않을 수 있으니 발암 가능성도 그만큼 줄어들게 된다.

현미에 들어 있는 섬유질은 수분을 흡수하여 발암 성분을 희석시켜주고 변을 무르게 하여 몸 밖으로 쉽게 배출할 수 있게 도와준다. 뿐만 아니라 대변의 부피를 키워 배설 반사를 유발함으로써 변이 대장에 오래 머무르지 않게 한다. 변이 대장에 오래 머물지 않으니 유해한 성분들이 대장에 작용할 시간도 줄어들게 된다. 이 같은 작용을 통해 현미가 대장암 발생을 억제해 주는 것으로 알려져 있다.

현미가 대장암을 억제하는 또 다른 이유가 있다. 섬유질이 대장의 벽을 닦아주기 때문에 대변을 볼 때마다 자연스럽게 장청소가 된다. 비유하자면 섬유로 짠 수건으로 방바닥을 닦아주는 원리와 같다. 이런 과정을 통해 유해물질이 대장 벽에 달라붙지 못하게 함으로써 유해한 성분이 대장에 오랫동안 작용하는 것을 막아준다. 처음으로 현미밥을 먹는 사람들은 며칠 동안 대변에서 구린내가 아주 심하게 나는 것을 경험하게 되는데, 이러한 현상은 미세하지만 장 속에 오래 묵어 있던 변이 닦여 나오기 때문이다.

골다공증을 예방하는 것은 우유가 아니라 현미다

골다공증이 얼마나 흔한 병이 되었는지는 새삼 언급할 필요조차 없을 정도다. 충격이랄 것도 없는 정도의 외상에도 척추 뼈가 내려앉는다든지, 엉덩이뼈가 부러지는 일들이 흔히 일어난다. 최근에는 노인들뿐만 아니라 젊은이들에게까지 퍼지고 있어서 문제가 되고 있다.

골다공증이 생기는 원리

뼈는 단백질과 미네랄로 이루어져 있고 미네랄에는 칼슘과 마그네슘을 비롯한 여러 광물질이 포함되어 있는데, 이 광물질들이 뼈 형성에 관여한다. 골다공증은 칼슘을 비롯한 미네랄이 빠져나가서 뼈가 쉽게 부스러지는 상태가 된 것을 말한다. 미네랄 중에는 칼슘이 가장 많은 부분을 차지하고 있으니 칼슘을 중심으로 살펴보자.

　칼슘이 뼈에서 빠져나가는 가장 중요한 이유는 혈액의 산성화 경향이다. 산성화 경향이란 원래 약알칼리성인 혈액이 산성 쪽으로 약간 변한 상태를 의미한다. 산성화라고 해서 산성에 속할 정도로 크게 변한 것이 아니라 여전히 알칼리성에 속해 있지만 원래 상태보다는 알칼리 상태가 약해지고 산성이 약간 더 강해진 상태로 변한 것을 뜻한다.

　혈액이 산성화되면 정상 상태로 되돌려 놓기 위해 주위에서 알칼리성 원소를 갖고 와서 중화시켜야 하는데 이를 해결하는 가장 손쉬운 방법이 뼈에서 알칼리성 원소를 뽑아 오는 것이다. 바로 뼛속 칼슘이 혈액 중화의 대상이 되는 것이다.

　혈액을 산성화시키는 가장 중요한 원인은 산성식품을 먹는 것이며, 그 중에서도 동물성 식품이 가장 크게 영향을 미친다. 동물성 식품에 많이 들어 있는 단백질은 몸에서 분해되면서 질소화합물이나 유황화합물과 같은 산성 물질을 많이 남겨 놓는다. 따라서 골다공증을 예방하는 첫걸음은 동물성 식품을 먹지 않는 것이라 할 수 있다.

현미가 골다공증을 예방하는 원리

❶ 현미는 약한 산성 식품이다

모든 식품은 산성 아니면 알칼리성 식품으로 나눌 수 있다. 모든 동물성 식품은 대표적인 강산성 식품이고 알칼리성 식품을 대표하는 것으로는 채소와 과일이 있다. 한편 현미는 약한 산성 식품이다. 현미가 산성 식품임에도 불구하고 골다공증의 예방과 치료에 좋은 이유는 과연 무엇일까?

사람은 칼로리를 적절히 제공해주는 식품을 먹지 않으면 생존이 불가능한데, 여기에 속하는 식품으로는 감자와 고구마를 포함한 모든 종류의 곡식과 동물성 식품이 있다. 곡식을 먹든지 고기·생선·계란·우유를 먹든지 둘 중에 하나를 하지 않으면 칼로리가 부족해서 살 수가 없다. 앞서 얘기한 것처럼 동물성 식품은 강한 산성 식품이라서 먹어서는 안 되기 때문에 선택은 한 가지 뿐이다. 감자와 고구마와 같은 녹말 식품과 곡식을 먹을 수밖에 없다.

현미는 약한 산성 식품이지만 채소반찬과 간식으로 과일을 먹으면 전체적으로 봐서는 알칼리성 식사를 하는 셈이 되므로 골다공증을 예방하고 치료할 수 있게 된다. 그러나 동물성 식품을 먹으면서 채소와 과일을 함께 먹으면 될 거라는 생각은 큰 착각이다. 동물성 식품은 강한 산성을 띠기 때문에 채소와 과일을 곁들여 먹는다 해도 전체적으로 산성이 될 수밖에 없어서 골다공증을 유발하기 때문이다.

❷ 백미에 비해서 칼슘이 많이 들어 있다

현미 100그램에는 칼슘이 41밀리그램 정도 들어 있는 반면 백미에는 24밀리그램이 들어 있다. 백미에 비해 현미에 70% 정도의 칼슘이 더 많이 들어 있는 셈이다. 한 끼에 보통 쌀 150그램씩을 먹고, 하루에 세 끼를 먹기 때문에 현미를 먹는 것과 백미를 먹는 것 사이의 칼슘 섭취량 차이는 75밀리그램이나 된다.

혈액 100ml에 들어 있는 칼슘의 양이 9.5밀리그램이고 전체 혈액 중에 475밀리그램의 칼슘이 들어있다는 사실을 기억한다면, 75밀리그램이 혈액 전체에 포함되어 있는 칼슘량의 약 16%에 해당할 정도로 적지 않은 양이라는 것을 쉽게 알 수 있다. 더구나 밥의 종류에 따라 매일 이런 차이가 만들어진다는 것은 결코 가볍게 볼 수 없는 문제다.

❸ 현미에는 마그네슘이 많이 들어 있다

뼈를 단단하게 해 주는 물질로는 칼슘 이외에 마그네슘도 있다. 마그네슘은 몸무게가 70킬로그램인 성인 기준으로 약 24그램 정도가 들어 있으며 그 중 55%가 뼈와 결합되어 있다. 반 이상이 뼈에 존재한다는 사실은 그만큼 뼈 기능에 기여하는 바가 크다는 것을 의미한다.

현미 100그램에는 마그네슘이 102~111밀리그램 정도 들어 있는 반면 백미에는 34.7~40밀리그램이 들어 있어서 2.9배 정도 차이가 난다.* 골다공증을 예방하기 위해 현미식이 그만큼 유리하다는 것을 뒷받침해 주는 내용이다.

---

* 〈현미와 백미의 품종별 무기질 함량〉, 김미숙 · 양혜란 · 정윤화, 한국식품영양과학회지 33(2), 2004년, pp.443-446.

우유로는 골다공증을 예방할 수 없다

골다공증 예방을 이야기하면 으레 우유를 마시라고 얘기할 정도로 우유가 뼈에 좋다는 소문이 널리 퍼져 있다. 실제로 우유 100그램에는 112밀리그램 정도로 칼슘이 꽤 많이 들어 있어서 이런 소문이 날 만도 하다. 하지만 우유에는 칼슘만 들어 있는 것이 아니라 뼈에서 칼슘을 빼내가는 단백질도 많이 들어 있다는 사실을 잊어서는 안 된다. 우유에는 단백질이 칼로리 비율로 20% 정도 들어 있어서 단백질 비율이 8%인 현미와 비교하면 2.5배가 된다. 예전보다 우유를 더 많이 먹는데도 불구하고 골다공증이 줄어들기는커녕 점점 더 늘어가는 이유가 여기에 있다.

마찬가지 이유로 멸치도 골다공증 예방에 오히려 방해가 된다. 멸치의 뼈를 먹는 것과 동시에 단백질이 많이 들어 있는 살도 함께 먹기 때문이다. 칼슘과 함께 단백질이 많이 들어 있는 식품에서는 칼슘이 힘을 발휘하지 못한다.

현미만 먹어도 철결핍성 빈혈은 문제없다

정상 헤모글로빈 수치를 갖고 있는 사람이 드물고, 수치가 낮다고 해도 당장 증상이 나타나는 것도 아니어서 관심을 갖는 사람들이 많지 않을 뿐, 빈혈을 겪고 있는 사람은 아주 흔하고 많다. 많은 종류의 빈혈이 있지만 그 중에서도 철결핍성 빈혈이 60~80% 정도로 가장 높은 비율을 차지하고 있다. 이런 이유로 빈혈이라고 하면 당연하게 철결핍성 빈혈을 의미할 정도다. 제대로 먹지 못하던 시절에 빈혈이 많았던 것은 나름대로 설명이 가능하지만 비만을 걱정해야 할 정도로 많이 먹고 있는 요즘에도 빈혈이 많다는 사실은 쉽게 수긍하기 어려울 수 있다.

철결핍성 빈혈이란 섭취가 부족하거나 배출이 지나치게 많아서 몸속 철분량이 부족할 때 생기는 빈혈을 의미하는데, 그렇다면 왜 이런 현상이 일어나고 현미식이 빈혈에 어떤 역할을 할 수 있는지 살펴보자.

육류를 먹어야 한다는 주장

철분은 고기, 생선, 계란 등에 많이 함유되어 있어서 이런 식품들을 적당히 섭취하지 않으면 철결핍성 빈혈에 걸릴 가능성이 높다고 알려져 있다. 특히 붉은 살코기, 소의 간, 계란 노른자 등은 철분이 더 많이 들어 있다는 이유로 권장되고 있는 식품이다. 쇠고기 100그램에는 4.8밀리그램, 쇠간에는 10.1밀리그램, 계란 노른자에는 6.5밀리그램이나 될 정도로 많은 철분이 들어 있다.

이 사실 하나만을 근거로 철결핍성 빈혈을 예방하기 위해 동물성 식품을 먹어야 한다고 주장한다면 이는 너무 순진한 생각이다. 왜냐하면 철분만 먹고 있다고 착각하면서 사실은 식품 전체를 먹기 때문이다.

쇠고기를 예로 들어 보자. 쇠고기 100그램에는 철분이 4.8밀리그램 들어 있으며 단백질은 22.8그램, 지방은 3.7그램 들어 있다. 철분 섭취를 위해서 쇠고기를 먹는다면 철분의 4,750배나 되는 단백질과 770배나 되는 지방을 함께 먹는 결과가 된다. 철분을 섭취하겠다는 의도 때문에 먹어서는 안 되는 동물성 단백질과 지방을 함께 먹는 것은 어리석은 행동이다.

철분이 풍부한 현미

현미 100그램에는 철분이 2.1밀리그램 들어 있다. 하루 세끼를 모두 현미로 먹는다면 하루에 섭취하는 철분의 양이 약 9.45밀리그램 정도가 된다. 이는 소고기 1인분(200그램)에 들어 있는 철분의 양과 거의 같다.

　소고기를 비롯한 동물성 식품에는 단백질과 지방이 지나치게 많이 들어 있고 콜레스테롤도 들어 있어서 이런 식품을 먹으면 여러 가지 심각한 질병을 일으킨다. 반면 현미에는 몸에 해가 되는 성분이 없기 때문에 철결핍성 빈혈을 예방하고 치료하기 위해 마음 놓고 먹을 수 있다.

　이와는 대조적으로 백미 100그램에는 0.4밀리그램의 철분이 들어 있다. 이 수치는 현미의 1/5에도 미치지 못하는 적은 양으로써 백미밥을 먹게 되면 어째서 철결핍성 빈혈에 잘 걸리는지를 알 수 있게 한다.

　여기에서 한 가지 곁들여 하고 싶은 말은 녹색 잎채소에 철분이 많이 들어 있다는 사실이다. 여기에는 철분 뿐 아니라 철분 흡수에 필요한 비타민 C도 함께 들어 있기 때문에 철결핍성 빈혈을 예방하고 치료할 목적이라면 녹색 잎채소야말로 가장 우선적으로 먹어야 할 좋은 식품이다.

현미는 콜레스테롤 담석을 예방한다

쓸개주머니라고도 하는 담낭이나 간에 돌이 생기는 병을 담석증이라고 부르는데 근래에 이런 병이 부쩍 늘고 있어 긴장을 늦출 수가 없다. 간과 담낭은 배의 오른편 위쪽 갈비뼈 가까이에 있기 때문에 담석이 있을 때는 이 위치에 심한 통증이 생길 수 있다.

담석이 생기는 이유는 담즙에 녹아 있는 물질 중 어떤 성분이 지나치게 많아져 그 성분이 침전되면서 돌처럼 단단하게 굳어지기 때문이다. 담즙은 담즙산, 콜레스테롤, 색소, 전해질, 수분 등으로 이루어져 있다. 담석 중에는 콜레스테롤이 많아서 생기는 콜레스테롤 담석과 색소(빌리루빈)가 많아서 생기는 색소 담석(빌리루빈 담석)이 가장 흔하다. 우리나라의 경우 과거에는 색소 담석이 훨씬 많았으나 근래에는 콜레스테롤 담석이 더 많은 것으로 알려져 있다.

콜레스테롤 담석이 생기는 원리

콜레스테롤 담석은 혈액 중에 콜레스테롤 수치가 지나치게 높을 때 잘 생긴다. 혈액 중의 콜레스테롤은 수명이 다하면 간에서 담즙산으로 바뀐 뒤에 담즙에 섞어서 십이지장으로 배설된다. 십이지장으로 배설된 담즙산은 그 중 약 1% 정도만 대변에 섞여 밖으로 나가게 되고 99%에 해당하는 대부분의 담즙산은 재흡수되어 다시 간으로 돌아온다. 간으로 돌아온 뒤에는 다시 담즙에 섞여 배설되는 과정을 되풀이 한다.

이 때 없어진 만큼의 담즙산은 체내에 존재하는 콜레스테롤로부터 새로 만들게 된다. 따라서 대변에 섞어서 몸 밖으로 빠져 나가는 담즙산의 양이 많아지도록 만들면 콜레스테롤 수치도 그만큼 내려가게 된다. 혈액 중의 콜레스테롤 수치가 알맞은 수준이면 콜레스테롤이 담즙산으로 바뀌어 배설되지만, 콜레스테롤이 지나치게 높을 경우에는 간이 이를 다 감당하지 못하고 콜레스테롤 자체 그대로 담즙에 섞여 배설된다. 이 과정에서 콜레스테롤이 침전하여 담석이 만들어진다.

콜레스테롤 담석의 예방

소장으로 배설된 담즙산이 섬유질을 만나면 흡착되어 재흡수가 되지 못하고 대변에 섞여 밖으로 배출된다. 만약 섬유질을 충분히 섭취한다면 담즙산 배출이 그만큼 많아지고 결과적으로 혈액 중의 콜레스테롤이 줄어들게 된다. 그렇게 되면 콜레스테롤 자체로 담즙으로 배설되는 것이 사라지고 콜레스테롤 담석도 만들어지지 않게 된다.

현미 100그램에는 1.3그램의 섬유질이 들어 있고 백미에는 0.4그램이 들어 있어 함유량이 3배 이상 차이가 난다. 따라서 꾸준하게 현미식을 하면 콜레스테롤 담석을 예방할 수 있다. 현미식이 콜레스테롤 담석을 예방해 주는 또 다른 이유는 현미에 콜레스테롤이 전혀 들어 있지 않다는 사실에서 찾을 수 있다. 현미에는 콜레스테롤 수치를 높이는 성분이 없고 낮추는 성분만 있어서 이 역시 도움이 된다.

이와 달리 동물성 식품에는 콜레스테롤이 많이 들어 있고 섬유질은 전혀 없어서 이중 작용으로 콜레스테롤 담석을 만들게 된다. 콜레스테롤 담석으로부터 자유롭고 싶다면 지금부터라도 동물성 식품을 피하고 현미밥을 먹어야 한다.

현미는 변을 무르게 하고 변비를 치료한다

    우리가 관찰할 수 있는 대부분의 동물들은 별로 어렵지 않게 순간적으로 변을 배설한다. 사람들처럼 변을 보지 못해 힘들어 하는 일은 거의 찾아볼 수 없다.

    동물들과 달리 우리 주위에는 며칠씩 대변을 보지 못해서 불쾌감을 늘 몸에 품은 채 어쩔 수 없이 참고 생활하는 사람들이 적지 않다. 대변을 볼 때마다 항문이 찢어지는 것 같은 아픔을 경험하는 사람들도 흔히 접하게 된다. 어떤 이들은 변비약을 먹지 않거나 항문으로 좌약을 넣지 않으면 아예 변이 나오지 않는 사람들도 있다. 심지어 단지 변을 빼내기 위해서 병원 응급실을 찾는 사람들도 있다. 만물의 영장이라는 사람이 왜 이렇게 우스꽝스럽게 되었을까? 그럼 여기에서 변비와 현미식의 관계에 대해 좀 더 알아보기로 하자.

대변을 무르게 하는 성분

대변은 고형성분과 수분으로 이루어져 있다. 고형성분에는 섬유질과 장내 미생물이 각각 30% 정도씩 포함되어 있고 그밖에 미처 소화 흡수되지 않은 지방과 단백질이 들어 있고, 전해질과 위장관 점막에서 떨어져 나온 상피세포들도 포함되어 있다.

소장을 거쳐서 대장에 다다른 대변을 딱딱하지 않게 만들려면 대변이 수분을 충분히 머금고 있게 해야 한다. 대장은 수분을 있는 대로 다 흡수하는 성질이 있기 때문에 물을 많이 마시는 방법으로는 변을 무르게 할 수 없다. 물을 많이 마시면 설사가 나는 것이 아니라 오줌을 자주 누게 된다는 사실을 생각해보면 이해가 쉬울 것이다. 변비를 예방하기 위해서는 물을 많이 마셔야 한다고 권유하는 사람들이 있는데, 변비는 그렇게 해서 해결되는 것이 아니다.

그렇다면 대변이 물을 머금고 있게 하는 방법은 무엇일까? 바로 섬유질을 많이 섭취하면 된다. 수분 함유량은 대변에 물을 흡수하여 갖고 있을 수 있는 성분이 얼마나 많이 포함되어 있느냐에 달려 있다. 섬유질은 수분을 흡수하여 부풀어 오르면서 물을 붙잡고 있기 때문에 대변을 무르게 하고 부피도 커지게 한다.

대장은 대변의 부피가 일정량 이상으로 커지게 되면 자극을 받아 밖으로 내보내려는 움직임을 시작한다. 이때 변이 무르다면 대변의 배출이 훨씬 쉬워진다.

현미의 섬유질

현미 100그램에는 1.3그램의 섬유질이 들어 있어서 변비를 예방해 줄 수 있을 정도로 충분하다. 하루 세끼를 모두 현미밥으로 먹으면 변비에 걸릴 가능성이 거의 없다. 아무리 오래된 변비라도 3일 정도만 현미밥을 먹으면 시원하게 배설할 수 있다. 한편 같은 양의 백미에는 현미의 1/3에도 미치지 못하는 적은 양의 섬유질이 들어 있기 때문에 백미를 먹으면서 쾌변을 경험하기는 생각보다 쉽지가 않다.

동물성 식품은 무섬유질 식품

고기 · 생선 · 계란 · 우유에는 섬유질이 전혀 들어있지 않다. 따라서 이런 식품을 즐겨 먹으면 변비에 걸릴 가능성이 매우 높다. 뿐만 아니라 이것으로부터 파생되는 것으로 보이는 대장암, 치핵(치질) 등과 같은 질병을 일으킬 수도 있음을 명심하기 바란다.

3
현미,
어떻게 먹는게 좋을까

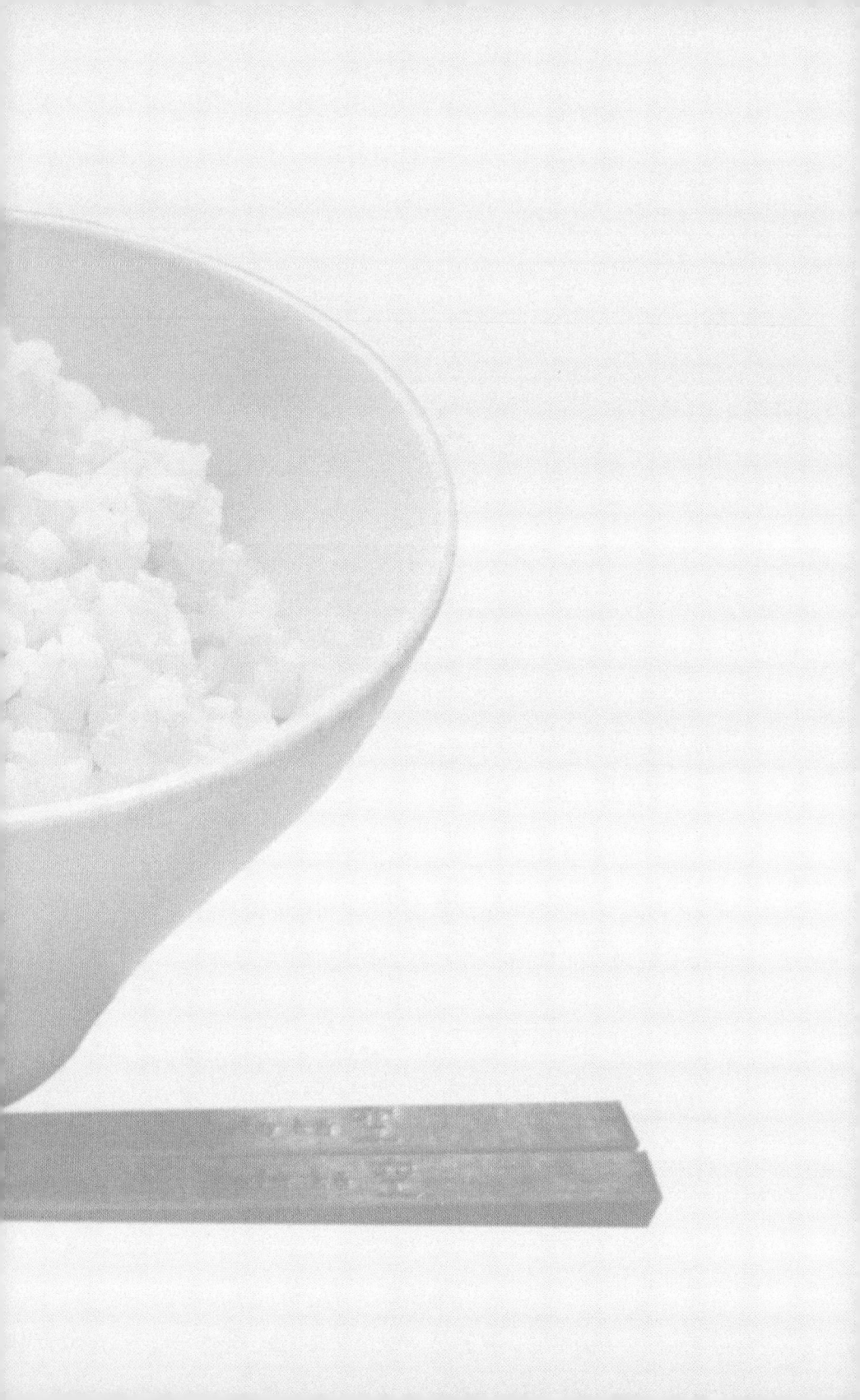

어떤 현미를 사서 어디에 저장해야 할까

햅쌀밥이 묵은쌀밥보다 맛있다는 것은 누구다 다 아는 사실이다. 시간이 지나면서 쌀의 성분이 변해버리기 때문이다. 그래서 사람들은 값을 조금 더 주고서라도 햅쌀을 사 먹는다. 맛있는 밥을 먹기 위해서는 가능하면 신선한 상태의 쌀로 밥을 지어야 한다. 쌀은 가을에 수확한 것을 다음해 가을까지 저장해 두고 먹어야 하기 때문에 조금씩 상하는 것은 피할 수가 없다. 그래도 가능한대로 변질을 최소화할 수 있도록 노력하지 않으면 안 된다.

쌀은 원래 두꺼운 겉껍질에 싸여 있다. 이것을 도정하여 겉껍질인 왕겨를 벗겨내고 현미로 먹든지 아니면 속껍질까지 깎아내고 백미로 먹든지 한다. 껍질은 쌀에만 있는 것은 아니라 모든 곡식에 다 있다. 어떤 것은 이중으로 되어 있고 또 어떤 것은 한 겹으로만 되어 있기도 하다.

어떤 곡식은 껍질이 단단하고 또 어떤 것은 부드럽다. 이런 차이는 그 곡식이 갖고 있는 내용물을 보호하기에 가장 적당한 형태를 만들면서 그렇게 되었다고 생각할 수밖에 없다.

다른 모든 곡식과 마찬가지로 현미에도 지방성분이 들어 있다. 무게 비율로 2.5%나 되며 대부분 불포화지방산으로 이루어져 있다. 불포화지방산은 산소와 만나면 쉽게 상하는 특성이 있으므로 모든 곡식은 외부 공기를 차단하기 위해서 껍질로 둘러 싸여 있다. 도정과정을 거치면서 껍질이 벗겨지면 그 때부터 지방성분이 상하면서 맛이 떨어지고 건강에도 좋지 않게 된다. 따라서 가능하면 신선한 상태로 구입하고 구입 후에도 상하지 않게 보관하는 방법을 찾지 않으면 안 된다.

현미의 종류를 확인하라

현미는 겉보기에 약간 검푸르기 때문에 백미와 쉽게 구별이 된다. 하지만 현미처럼 보이지만 사실은 현미가 아닌 경우도 있으니 세심하게 살펴보고 구입하는 것이 좋다. 현미를 좀 더 깎은 5분도미나 7분도미 역시 현미처럼 보일 수가 있으므로 표시된 내용을 잘 살펴야 한다.

또 농약과 비료와 제초제를 사용해서 재배한 일반 현미인지, 화학비료는 사용했지만 농약은 치지 않은 무농약 현미인지, 화학비료도 농약도 제초제도 쓰지 않은 유기농 현미인지를 잘 따져보고 사야 한다. 물론 값은 유기농 현미가 가장 비싸고 일반 현미가 가장 싸다.

현미 구입 요령

묵은 쌀보다 햅쌀이 좋다는 것은 별다른 설명이 필요치 않을 것이다. 햅쌀이라 하더라도 가능하면 도정한 직후에 구입하는 것이 좋다. 보통의 경우 포장지에 도정날짜가 적혀있으므로 잘 살펴보고 오래 지난 것은 사지 않는 것이 좋다.

만약 도정일 표시가 없다면 피하는 것이 좋다. 요즘은 즉석에서 도정해 주는 경우도 있으니 이런 현미를 구입하면 좋다. 또 대용량으로 포장된 것보다는 적은 용량으로 포장된 것을 자주 구입하는 게 좋다. 한꺼번에 많은 양을 구입하면 귀찮기야 덜 하겠지만 신선도가 떨어지기 때문에 좋지 않다.

냉동보관이 좋다

현미의 변질을 최소한으로 줄이기 위해서는 차고 건조하고 어두운 곳에 보관하는 것이 가장 좋다. 이런 조건을 두루 갖춘 것이 냉동실이다. 하지만 냉동실에는 현미 말고도 넣을 것이 많아 현미가 차지할 자리가 없는 것이 보통이다. 공간이 허락한다면 냉장실에 보관하는 것도 그런대로 괜찮을 듯하다.

일반적으로는 쌀을 옹기에 보관하는 경우가 많다. 이 경우에도 너무 큰 독은 사용하지 말고 작은 독에 조금씩 넣어두고 먹는 것이 좋다. 물론 서늘하고 바람이 잘 통하고 습기가 많지 않은 곳이 좋다. 습기가 많고 밀

폐된 공간에서는 곰팡이가 생기기 쉽다는 점을 기억할 필요가 있다.

반현미는 어떨까

현미가 아무리 몸에 좋다고는 하지만 백미에 비하면 색깔도 깨끗하지 않고 먹기에도 힘이 든다. 그렇다고 현미를 외면하자니 마음에 걸려서 고민에 빠지는 사람들이 적지 않다. 이런 사람들을 겨냥해서 나온 타협안이 반(半)현미다. 현미와 백미 사이의 어디쯤에 해당하는 쌀로서 약간 검푸른 색깔이 도는 것이 현미와 흡사하나 현미는 아니다. 건강도 조금 챙기고 먹는 맛도 고려한 선택이다.

현미는 속껍질과 씨눈이 손상되지 않고 붙어 있지만 반현미는 씨눈과 속껍질의 일부가 깎여나가고 없는 상태다. 여기에 속하는 것이 5분도미와 7분도미다. 5분도미는 현미를 약간 더 도정한 것이고 7분도미는 이보다 더 깎은 것이다. 또 속껍질은 벗겨내고 배아(쌀눈)는 남아 있도록 특별한 방법으로 도정한 배아미도 있다.

반현미는 현미와 백미의 중간 상태다. 백미보다는 낫지만 현미에 비하면 훨씬 못하다. 단지 입을 만족시키기 위해서 치르는 희생치고는 너무 크다. 여러 차례 설명했듯이 입맛이라는 것은 반복된 훈련에 의해서 얼마든지 바뀔 수 있다. 문제는 생각을 고치는 것이다. 현미는 먹기에 다소 힘들고 백미처럼 깨끗한 색깔이 아니지만 건강을 위해 반드시 먹어야 하는 식품이라는 점을 인식한다면 어렵지 않게 적응할 수 있다. 반

현미는 반 건강밖에 보장하지 못한다는 사실을 기억하자.

따로 파는 현미 씨눈

쌀눈에 영양소가 집중적으로 들어 있기는 하지만 이것을 따로 떼 내어 먹기는 어렵기 때문에 어쩔 수 없이 현미 상태로 섭취한다는 사람들이 있다. 그 사람들 말대로 씨눈만 따로 분리해서 먹을 수 있으면 좋겠지만 얼마 전까지만 해도 그렇게 할 수 있는 도정기술이 없었다. 하지만 지금은 예전과 달리 씨눈만 따로 모아 놓은 것을 어렵잖게 구할 수 있게 되었다.

현미보다 먹기 편하면서 현미가 갖고 있는 영양소를 어느 정도 섭취할 수 있는 방법으로 생각해 낸 것이 백미와 씨눈을 혼합해서 밥을 짓는 방법이다. 하지만 상품화된 씨눈은 값이 꽤 비싸다. 백미와 씨눈을 합쳐 한 끼 식사가 되도록 먹으려면 현미를 먹는 것보다 훨씬 더 비싼 돈을 지불해야 한다. 그러면서도 영양소 함량은 현미보다 못하다. 쌀겨에 들어 있는 영양소만큼은 어쩔 수 없이 손해이기 때문이다.

특수한 정미 기술을 이용하여 씨눈을 분리하지 않고 속껍질만 제거하여 씨눈이 붙어있는 쌀을 만들어내기도 하는데 이것이 바로 배아미다. 이것 역시 고도의 정미기술을 이용하는 대가가 만만찮다.

배아미든 백미와 씨눈을 섞은 것이든 둘 다 입에 맞는 것을 선택하느라 어쩔 수 없이 몸이 손해를 보는 셈이 된다. 입에 맞게 밥을 바꿀 것이 아니라 입맛을 현미에 익숙하게 바꾸려고 노력한다면 얼마 지나지 않아 둘 다 만족하는 결과를 얻을 수 있을 것이다.

입이 좋아하는 대로 할 것이 아니라 몸에 필요한 대로 먹어야 한다. 현미에 맛을 들이면 입뿐만 아니라 몸도 즐거워진다. 얄팍한 꾀를 부리는 것보다는 정도를 택하는 것이 현명하다.

현미밥 짓고 먹고 보관하는 법

백미밥은 아무 밥솥으로나 밥을 지을 수 있다. 압력솥도 좋고 일반밥솥도 좋고 얇은 냄비라도 그럭저럭 괜찮다. 하지만 현미밥 짓기는 좀 까다롭다. 두꺼운 압력솥이 아닌 경우에는 속껍질 때문에 거칠고 씹기가 좋지 않다. 먹고 보관하는 것도 백미밥에 비해 귀찮고 까다로운 것이 사실인데, 지금부터 현미밥을 잘 짓고 먹고 보관하는 방법에 대해 살펴보자.

현미밥 짓는 법

❶ 멥쌀과 찹쌀의 비율을 정한다

현미찹쌀과 현미멥쌀을 어느 정도로 섞을 것인지를 정해야 한다. 현미멥쌀만으로 밥을 하면 찰기가 없고 꼬들꼬들하여 먹기가 쉽지 않기 때문에 현미찹쌀을 섞는 것이 좋다. 처음 현미밥을 먹는 사람들은 현미 찹쌀과 현미멥쌀을 반반씩 섞으면 거부감 없이 먹을 수 있다. 찹쌀이나 멥쌀이나 영양에는 별 차이가 없기 때문에 입맛대로 비율을 정하면 된다. 현미밥에 익숙한 사람들은 멥쌀 4에 찹쌀 1의 비율로 섞어서 먹는 경우가 많다.

❷ 밥을 짓기 전에 물에 불린다

현미밥을 무르게 만들기 위해서는 짓기 전에 충분히 물에 불려야 한다. 적어도 8시간 정도는 물에 담가 두는 것이 좋다. 다음날 아침에 사용할 쌀은 전날 저녁에 미리 물에 담가 놓으면 된다. 물론 이보다 더 오래 담가 둔다고 해도 백미와 달리 껍질에 싸여 있기 때문에 영양분의 손실이 생기지는 않는다.

시간뿐만 아니라 물의 온도도 무르게 하는 정도에 영향을 미친다. 당연한 얘기지만 수온이 높을수록 쌀이 잘 붓는다. 그렇다고 너무 뜨겁게 하면 현미의 영양소가 파괴될 수 있으니 따뜻한 목욕물 온도 정도인 섭씨 40도를 넘지 않는 것이 좋다.

❸ 고압 밥솥에 밥을 한다

현미는 섬유질로 이루어진 속껍질에 싸여 있기 때문에 보통 밥솥으로 밥을 해서는 부드러워지지 않는다. 압력 밥솥이라고 알려져 있는 고압밥솥에 밥을 해야 어느 정도 물러진다. 이 때 백미보다는 물을 더 많이 부어야 한다. 고압으로 밥을 하면 부드럽기는 하나 영양소(특히 비타민 B군)가 파괴되는 단점이 있다.

현미밥 먹는 법

백미밥은 씹지 않고 삼켜도 소화하는데 별 무리가 없을 만큼 부드럽고 무르다. 이런 백미밥을 오랫동안 먹어오다가 갑자기 현미밥을 먹으려고 하면 쉽지가 않다. 약간은 딱딱하고 거칠게 느껴지고 아무리 씹어도 알갱이가 허물어지지 않는 것처럼 느껴지기도 한다. 어떤 사람들은 현미밥을 먹었더니 턱이 아프다고 말하기도 한다. 그만큼 부드러운 음식에 적응이 되어서 턱 근육이 약화되었기 때문이다.

현미밥을 백미처럼 대충 씹고 삼키면 껍질이 허물어지지 않아 대변에 껍질 모양이 그대로 살아 있는 채로 나오는 수도 있다. 속껍질이 으깨지도록 충분히 씹어서 현미에 들어 있는 영양소를 모두 흡수할 수 있도록 해야 한다. 그러기 위해서는 밥을 입에 넣고 100번 정도 충분히 씹어야 한다.

현미는 속껍질에 들어 있는 여러 가지 미네랄 때문에 싱겁지 않으며, 씨눈에 들어 있는 지방성분 때문에 고소하다. 미네랄은 약한 소금맛, 떫은 맛, 쓴맛 등이 어우러진 독특한 맛을 내기 때문에 밥만 씹어도 반찬 생각이 많이 나지 않는다. 반면에 백미는 속껍질과 씨눈이 없기 때문에 싱겁고 고소하지도 않다. 그래서 간이 되어 있는 반찬을 얼른 찾아서 먹게 된다. 현미의 깊고 은은한 맛에 익숙해지면 백미는 싱거워서 먹고 싶은 생각이 없어진다.

백미를 먹을 때의 습관처럼 현미를 한 입 먹고 바로 반찬을 먹으면 현미 고유의 맛을 느낄 수 없게 된다. 현미의 맛을 알고 또 오래 씹기 위한 훈련으로 현미밥 한 입을 입에 넣고 숟가락을 내려놓고 하나 둘 이렇게 수를 헤아리면서 씹는 일에 집중하며 먹다 보면 100번 씹는 것이 어렵지 않게 몸에 배게 된다.

씹는 게 귀찮고 힘들다고 생각하는 사람들이 있는 반면 씹을 것이 있어서 좋다고 생각하는 사람들도 있다. 어떻게 생각하느냐에 따라 이렇게 큰 차이가 난다. 한두 번 정도 먹어서는 현미의 깊은 맛을 알기 어렵다. 그러나 일주일 정도만 꾸준히 먹으면 오히려 현미밥을 더 좋아하게 되는 것이 보통이다.

현미밥 보관법

밥은 식으면 맛이 없어진다. 백미밥은 그나마 먹을 만하지만 현미밥은 그렇잖아도 딱딱한데 식기까지 하면 더 먹기 힘들어진다. 그렇다고 먹을 때마다 새로 밥을 해 먹는 것도 번거롭고 시간이 많이 든다. 따라서 한꺼번에 여러 끼 밥을 해서 두고 먹어도 맛있는 밥이 되도록 머리를 짜낼 필요가 있다.

현미밥을 전자렌지에 사용 가능한 그릇에 퍼서 김이 나간 후에 뚜껑을 덮어 냉동실에 보관하다가 먹기 전에 꺼내 전자렌지로 해동시켜 먹으면 그럭저럭 먹을 만하다.

현미밥 어떻게 적응해가는 게 좋을까

무르고 부드러운 백미밥에 길들여진 입맛에 갑자기 현미밥을 먹으려면 쉽지가 않다. 며칠 동안 현미밥을 먹어보다가 먹기 힘들다며 포기하는 사람들도 있다. 백미에서 현미로 바로 바꾸기 어렵다면 서서히 단계를 조절하며 적응해가는 것도 좋은 방법이다. 백미를 차차 줄이고 현미를 늘려나가는 방식을 택하면 좋다. 이렇게 할 때도 가능하면 빠르게 조정해서 완전히 현미만 먹는 시기를 앞당겨야 한다. 이 경우에 현미를 멥쌀로만 하지 말고 현미찹쌀을 같은 비율로 섞으면 먹기에 편하다.

어릴 때부터 시작하자

익히 아는 속담 중에 세 살 버릇 여든까지 간다는 말이 있다. 어릴 때 몸에 밴 습관이 평생토록 영향을 미친다는 의미다. 한 살이라도 어릴 때부터 좋은 식습관이 몸에 배도록 해야 한다. 현미는 젖을 떼고 이유식을 시작할 때부터 먹여도 문제가 없다. 아직 치아가 나지 않아 알갱이로 먹을 수 없는 어린 아이라면 갈아서 미음을 만들어 주면 된다. 현미에는 섬유질이 많이 들어 있어서 소화·흡수가 잘 되지 않기 때문에 어린 아이들에게는 주지 않는 것이 좋다는 근거 없는 얘기에 현혹될 필요는 없다.

어린 나이에도 생활습관병이 생긴다는 얘기는 이제 새삼스러운 것도 아니다. 소아비만이 위험 수준에 와 있고 성인형 당뇨병이 나이 어린 아이들에게도 점차 많이 생기고 있으며 소아 아토피로 고생하는 아이들이 증가하고 있고 소아 고혈압 증세를 호소하는 아이들의 숫자도 증가일로에 있다. 하루라도 빨리 서둘러 대책을 마련하지 않으면 안 되는 상황에 놓여 있다.

어릴수록 몸에 습관을 들이기가 쉽다. 오랫동안 몸에 익은 습관을 버리고 새 습관을 익히는 것이 훨씬 더 어렵다. 어른보다 어린이들의 습관 개선이 더 쉬운 것은 바로 이런 이유 때문이다. 어린 시절은 식습관이 형성되는 시기다. 이때부터 현미를 먹는 습관을 들이도록 가르쳐야 한다. 어린이들에게 현미식을 하는 습관을 심어주기 위해서는 부모가 먼저 모범을 보여야 한다. 어린이들의 식습관이 나쁘다면, 그것은 모두 어른들의 책임이다.

한 식구에 두 가지 밥

한 식구가 서로 다른 밥을 먹으려고 하면 곤란한 문제들이 많이 생긴다. 가족 일부는 백미밥을 먹고 나머지는 현미밥을 먹는다면 일이 번거로워질 것이 뻔하다. 대부분 얼마 못가서 어느 한쪽이 포기하고 다른 쪽을 따라가기 마련인데, 나쁜 쪽을 포기하는 경우라면 잘 된 일이지만 그 반대가 될 때는 낭패가 아닐 수 없다. 그러나 많은 가정이 현미식을 포기하고 백미식을 택하는 것이 현실이다.

❶ 두 가지 식사를 계속할 수 없는 이유

한 가정에서 현미밥과 백미밥 두 종류의 식사를 계속하기는 무척 어렵다. 잠시 동안이라면 그렇게 할 수도 있겠지만 오랫동안 지속하기는 거의 불가능에 가깝다. 주부 입장에서는 밥하는 것 자체가 귀찮은 일이다. 한 끼라도 안 하고 지나갈 수 있으면 하고 바라기도 하고 기회가 되면 외식을 하고 싶어 한다.

사정이 이러한데 밥을 두 가지나 하려고 하면 짜증이 나지 않을 수 없다. 가족 중 한 사람이 병에 걸려서 꼭 현미밥을 먹어야 할 사정이 되면 당분간 두 가지 밥을 할 수도 있겠지만, 그런 상태를 계속 이어가기는 어려울 것이다.

두 종류의 밥을 하기 위해서는 두 가지 쌀을 사야 하는데 이것 역시 귀찮은 일이다. 게다가 현미는 값도 백미보다 약간 더 비싸기 때문에 그만 두고 싶은 유혹을 받게 된다. 이런 저런 사정으로 한두 번 백미밥만

하게 되면 그 다음부터는 계속해서 백미밥만 먹게 되는 게 보통이다.

❷ 한 솥에 두 가지 밥

솥이 하나뿐일 때는 한 솥에다 현미와 백미를 구분해 놓고 밥을 할 수밖에 없다. 그런데 밥이 끓으면 이 둘이 제자리에 가만있지 않고 섞이게 마련이고 그렇게 되면 현미와 백미가 섞인 밥을 먹을 수밖에 없다. 현미밥을 먹는 사람은 백미밥도 먹을 수 있지만 백미밥을 먹는 사람은 현미밥을 먹기가 쉽지 않아서 불평이 나올 수밖에 없다.

만약 백미밥을 고집하는 사람이 집안의 어른이라면 더더욱 한 솥에 두 가지 밥을 할 수 없게 된다. 어린 아이가 현미가 섞인 밥을 먹지 않겠다고 고집을 피우는 경우에도 부모가 양보하여 현미밥 먹기를 포기하는 게 보통이다.

❸ 한 식구에 두솥밥

두 개의 솥으로 백미와 현미밥을 따로 하는 방법이다. 각자 자기가 먹고 싶어 하는 밥을 먹을 수 있으니 갈등은 없다. 하지만 밥을 준비하는 입장에서는 일이 두 배가 된다.

❹ 적당히 타협하는 방법

백미와 현미를 적당한 비율로 혼합하여 밥을 하는 방법을 택하는 경우도 있다. 백미밥만 먹는 경우에 비해서 현미를 섞는 비율만큼은 좋겠지만 완전한 현미밥에야 비교할 수 없을 것이다. 완전현미식을 목표로 점차 백미의 비율을 줄여 나가는 것이 바람직하다.

  지금까지 살펴 본 것처럼 한 가정에 두 종류의 밥을 먹게 되면 어려움이 많이 생긴다. 어떻게 하든지 현미로 한솥밥이 되도록 가족 모두 뜻을 모아 꾸준하게 노력하는 길 밖에 없다.

현미밥을 먹기 힘든
노인과 환자를 위한 섭취법

   현미밥을 알갱이 상태로 먹을 수 없는 사람들이 있다. 이가 없거나, 씹는 힘이 약하거나, 소화기능이 현저히 떨어져서 껍질에 싸인 현미밥을 먹기 힘든 경우에는 먹고 싶어도 먹기 힘든 것이 사실이다. 환자나 노인, 어린이의 경우가 여기에 속한다. 백미밥은 알갱이가 딱딱하지 않기 때문에 조금만 씹고 그냥 삼켜도 별 문제없이 소화가 되지만 백미밥에 비해 딱딱한 현미밥은 그러기가 어렵다. 그렇다고 현미식을 포기하자니 손해가 크다.

   이때는 현미를 적당하게 분쇄해서 죽을 끓이거나 가루를 만들어 미음을 끓여 먹는 방법을 택할 수밖에 없다. 섬유질에 손상이 오기 때문에 밥으로 먹는 것에 비해 손해인 것은 사실이지만, 포기하고 대체 음식을 찾는 것보다는 훨씬 이득이다. 그럼 여기서 현미죽과 현미미음, 호스로 영양을 공급받는 환자들을 위한 현미가루 급식법을 알아보도록 하자.

현미죽

치아가 빠진 노인들, 아직 이가 충분히 나지 않아서 알갱이째로 먹을 수 없는 어린 아이들, 씹는 힘이 약하거나 소화기능이 떨어진 환자들은 현미밥을 먹기가 힘들다. 이럴 때 현미죽을 끓여서 먹이면 어느 정도 문제를 해결할 수 있다. 밥을 할 때보다 물을 더 많이 붓고 충분한 시간을 끓이면 현미밥보다는 먹기가 좀 수월해진다. 만약 죽이 이보다 더 부드러워야 한다면 끓이기 전에 현미를 살짝 갈면 된다. 완전히 가루로 만들기보다는 알갱이를 두 쪽 또는 네 쪽으로 쪼갠다는 기분으로 분쇄해서 죽을 끓이는 게 좋다.

현미미음

죽조차도 먹기 힘든 노인이나 중환자, 이유식을 먹는 과정에 있는 어린 아이들은 죽보다 부드러운 미음(米飮)을 먹을 수밖에 없다. 미음은 원래 쌀을 푹 끓여 체에 걸러서 만드는데, 이는 그렇게 밖에 할 수 없었던 시절의 이야기고 지금은 훨씬 더 쉽게 미음을 만들 수 있다. 방앗간에서 현미를 보드랍게 갈아서 미음을 끓이면 된다. 그러면 미음이 훨씬 진해져서 영양 공급이 많이 필요한 경우에 좋다.

죽이나 미음을 만들 때 주의할 점

미음이나 죽도 영양학적으로는 밥과 동일하다. 하지만 알갱이 상태와는 몇 가지 다른 점이 있으니 기억해두기 바란다.

현미는 속껍질로 싸여 있어 공기 접촉이 차단되기 때문에 그 자체로 상하는 것을 어느 정도 방지할 수 있다. 하지만 현미를 조각내서 분쇄하거나 가루로 만들어버리면 껍질이 허물어지고 공기 접촉면이 커져서 알갱이로 둘 때보다 빨리 상하게 된다. 분쇄한 알갱이나 가루는 실온에 두기보다 냉동 보관하는 것이 좋고 아무리 냉동실에 보관한다 하더라도 너무 오랫동안 두지 않는 것이 좋다.

분쇄하는 정도까지는 몰라도 현미를 가루로 만들어버리면 섬유질도 잘게 조각나서 기능이 떨어질 수밖에 없다. 그런 이유로 소화기가 예민한 사람들의 경우에는 현미밥을 먹을 때는 괜찮았는데 현미가루를 먹으면서 변비가 생기기도 한다. 죽이나 미음은 씹지 않아도 삼킬 수가 있다. 하지만 입에서 침과 충분히 섞일 수 있도록 씹는 흉내를 내는 것이 좋다. 그렇게라도 해서 위와 장을 비롯한 소화액을 분비하는 장기가 음식물을 받아들일 준비를 할 수 있도록 해 주어야 한다.

현미 호스급식

뇌를 다치거나 뇌혈관병(중풍) 등에 걸려 식물상태로 연명하는 사람들이 적지 않다. 스스로 숨을 쉬고 심장은 뛰고 있지만 몸을 움직이지 못하고 의사표현을 할 수도 없으며 음식을 씹고 삼키지도 못한다. 이런 경우에는 코에 호스를 넣어 위까지 이르게 한 다음 그 호스를 통하여 음식물이나 약을 투입한다. 흔히 콧줄급식이라고도 부르고 경관급식이라고도 부른다.

의학적 처방에 따라 여러 가지 성분을 적절하게 배합하여 캔으로 판매하는 호스급식용 미음들이 많이 있다. 그런데 이런 것들 대부분은 단백질과 지방의 비율이 너무 높아서 환자가 먹기에 적합하지 않다.

C씨는 1955년 생으로 2003년 가을에 교통사고로 뇌를 다쳐 식물인간 상태가 된 후, 다른 병원에서 입원치료를 받다가 2004년 여름에 필자가 근무하는 대구의료원으로 옮겨왔다. 이곳에 와서 다시 11개월간 입원치료를 하고 퇴원하여 집에서 투병을 계속하였다.

C씨가 대구의료원에 입원한 후, 처음에는 캔에 들어 있는 호스급식용 미음을 먹였으나 설사를 계속하여 생현미가루로 급식을 바꾸었다. 처음에는 하루에 150그램씩을 적당량의 물에 타서 제공하다가 차차 300그램으로 늘려 호스급식을 실시했다. 이 외에 녹즙 200ml와 생수 1,000ml를 공급했다. C씨에게 생현미가루와 녹즙과 생수만을 23개월 동안 제공했지만, 아주 가벼운 감기를 일 년에 한 차례 하는 정도를 제외하고는 별다른 이상이 발견되지 않았다. 의식이 없을 뿐 나머지 건강상태는 아주 양호했으며 헤모글로빈, 단백질, 미네랄 수치 등은 모두 정상이었다. 이 같은 예를 통해서도 현미 한 가지에 녹즙만 곁들여 먹어도 건강을 유지할 수 있다는 사실을 알 수 있다. 현미는 완전식품이라고 해

도 전혀 손색이 없다.

현미가 식품으로서 우수한 것 이외에 호스 급식하기에 좋은 장점들도 많다. 생현미가루는 준비하기가 수월하다. 현미를 깨끗이 씻은 뒤에 방앗간에 들고 가서 가루로 갈아내는 것만으로 준비가 끝난다. 한 번 먹을 분량씩 따로 싸서 냉동실에 보관해 두었다가 필요할 때 꺼내 물에 타서 주면 된다. 이보다 더 간단한 것이 어디 있겠는가.

생현미가루를 준비하는 데 드는 비용도 아주 적은 편이다. 캔에 들어 있는 미음을 사는 데에 비하면 몇 분의 일에 불과한 비용으로 가능하다. 생현미가루를 먹이면 캔 미음을 먹일 때에 흔히 생기는 설사를 하지 않는다. 캔 미음에는 지방이 지나치게 많이 들어 있기 때문에 설사를 일으키곤 하는데, 생현미가루에는 조제된 캔 미음에 들어 있는 지방의 1/3정도 밖에 들어 있지 않다.

혹시 가족 중에 호스 급식을 하는 환자를 둔 독자가 있다면 생현미가루를 먹임으로써 수고를 크게 줄일 수 있을 것이다.

혁명적으로 간편한 현미 생식 1

주부의 하루 일과 중에서 음식을 준비하고, 설거지하고 뒷정리하는 일에 소비되는 시간과 노력은 어느 정도나 될까? 잠깐만 생각해봐도 만만치 않은 시간과 노력이 든다는 것을 짐작할 수 있다. 그래서 가능하다면 밥을 하지 않고 사먹으려고 하거나 시간과 노력을 절약하기 위해 가공식품을 선택하곤 한다. 더구나 요즘과 같이 맞벌이 부부가 늘어가는 시대에는 먹는 문제를 해결하는 일이 더욱 힘겨운 게 사실이다. 이런 고통에서 벗어나는 길은 없는 걸까?

현미 생식이 답이다

밥을 하지 않고 현미를 그냥 먹으면 아주 간편해진다. 현미 생식을 하면 식생활이 혁명적으로 바뀐다. 몇 가지 불편한 점이 있긴 하지만 유익에 비하면 별로 큰 문제가 아니다. 지금부터 현미 생식에 어떤 장점들이 있는지 살펴보자.

❶ 열로 인한 영양소 손실을 피할 수 있다

현미 생식의 가장 큰 장점은 밥을 할 때 열로 인해 영양소가 파괴되는 것을 피할 수 있다는 점이다. 열에 비교적 강한 성분들도 있지만 압력밥솥으로 밥을 할 때는 더 높은 열을 받게 되기 때문에 그만큼 영양소 손실이 더 커질 수밖에 없다.

❷ 소화·흡수가 빨라지는 것을 피할 수 있다

식품에 열을 가하면 소화와 흡수가 지나치게 빨라진다. 생식을 하면 탄수화물이 지나치게 빨리 소화·흡수되어 혈당이 급격히 상승하는 것을 방지할 수 있다.

❸ 밥하는 시간과 노력을 줄일 수 있다

전기밥솥이나 가스 밥솥을 사용하기 때문에 옛날처럼 밥 짓는 시간 내내 불을 지펴야 하는 것은 아니지만 그래도 밥을 하는 데는 시간과 노력이 필요하다. 그러나 생식을 하면 미리 불려 놓은 쌀을 먹기만 하면 되기 때문에 시간과 노력이 훨씬 절약된다. 밥이 다 될 때까지 기다려야 하는 시간도 벌 수 있고, 먹고 싶을 때 즉시 먹을 수 있어서 그것도 좋다.

❹ 설거지 하는 시간과 노력, 물을 절약할 수 있다

밥을 지어 먹으면 식사 후에 그릇과 밥솥을 씻어야 하지만, 생식을 하게 되면 이런 일들이 불필요해진다. 밥그릇이나 밥솥은 물에 한참 불려야 씻을 수 있지만 현미 생식을 담았던 그릇은 별로 씻을 것도 없다.

❺ 연료 에너지를 절약할 수 있다.

생식을 하게 되면 밥하는데 필요한 전기나 가스를 사용하지 않아도 되기 때문에 그만큼 득이 된다. 경제적인 측면뿐만 아니라 연료가 없어 밥을 짓기 어려운 상황일 때에도 현미 생식을 하면 별 문제가 되지 않는다.

❻ 자연스럽게 다이어트가 된다

현미 생식은 과식을 할 수가 없다. 많이 먹지 않아도 배가 불러서 숟가락을 놓을 수밖에 없고, 따라서 비만이 될 가능성이 매우 낮다. 또 이미 비만이어서 살을 빼야 할 경우에 현미 생식을 하면 자신도 모르는 사이에 살이 술술 빠진다.

❼ 치아가 튼튼해진다.

치아와 잇몸을 이루고 있는 조직은 뼈와 동일한 조직이어서 무게가 실리는 자극을 주면 견고해지지만 그렇지 않을 경우에는 약해진다. 현미밥이 백미밥보다 약간 더 딱딱해서 치아와 잇몸에 좋은데, 현미 생식은 현미밥보다도 더 좋다.

❽ 맛이 변하지 않는다

밥은 식으면 별로 맛이 없지만 현미 생식은 언제 먹어도 맛이 변함없다.

❾ 먹다가 남아도 염려 없다

밥은 먹다가 남으면 상하지 않게 특별히 신경 써서 보관해야 한다. 하지만 현미 생식은 물기를 빼고 말려버리면 상할 염려가 없다. 밥은 냉장고에 보관해야 하지만 현미 생식은 실온에 두어도 되므로 무척 편하다.

❿ 여행할 때 간단하다

집에서 식사를 할 때도 현미밥과 현미 생식은 편리 부분에서 크게 차이가 나는데, 특히 여행이나 등산을 할 때는 훨씬 더 큰 차이를 알게 된다. 현미 생식을 하면 밥솥이나 불이 필요치 않아 짐이 간단하다. 목적지에 도착해서는 밥하는 동안 기다리지 않아도 되니 시간이 훨씬 절약되고 그만큼 여유도 더 많아진다. 먹고 나서 뒤처리도 훨씬 수월하다.

단점이라고 알려진 것들

❶ 씹기 힘들다는 주장

생현미는 아무리 오래 물에 불려 놓아도 현미밥만큼 부드럽지는 않다. 그래서 치아가 좋지 못한 사람들은 먹기 힘들다는 단점이 있다. 하지만 그렇지 않은 사람에게는 별 문제가 되지 않는다. 또 어떤 이들은 씹는 재미가 있어 오히려 더 좋다고 말하기도 한다. 혹시 오래 물에 불려 놓아도 씹기 힘들다면 먹기 전에 따뜻한 물에 잠시 불리면 훨씬 더 부드러워진다.

❷ 밥 먹는 시간이 길다는 주장

현미 생식은 밥만큼 빨리 먹을 수가 없다. 한 숟가락을 입에 넣고 200번 정도는 씹어야 삼킬 수 있을 정도로 분쇄된다. 모든 것이 바쁘게 돌아가는 요즘은 이런 부분을 단점이라고 생각하는 것 같다. 그러나 천천히 먹으면 과식할 가능성이 줄어들어 좋은 점도 있다는 것을 감안하면, 밥 먹는데 시간이 조금 더 걸리는 것을 문제라고 할 이유는 없다.

❸ 맛이 없다는 주장

현미 생식은 현미밥에 비해 단맛이 덜해서 맛이 못하다고 얘기하는 사람들이 있다. 열을 받은 쌀에 비해서 생쌀은 녹말이 맥아당으로 바뀌는 속도가 늦기 때문에 단맛이 빨리 느껴지지 않는 것이 사실이다. 쌀에 들어 있는 녹말은 침 속에 있는 효소에 의해서 맥아당으로 변하며 단맛을 내는데, 쌀에 열을 가하면 효소의 작용이 수월해져서 빨리 맥아당으로 바뀌게 된다. 그래서 밥을 씹으면 얼마 지나지 않아서 약간의 단맛이 느껴지는데 비해 생식은 그보다 오랜 시간 씹어야 그와 비슷한 맛을 느낄 수 있다.

워낙 달콤한 식품이 판을 치는 세상이라서일까? 웬만큼 단 것은 달다고 인정하지 않을 뿐 아니라 아예 맛이 없어 못 먹겠다는 얘기까지 한다. 하지만 현미 생식에 익숙해지면 담백한 맛이 싫증이 나지 않기 때문에 오히려 좋다는 생각이 들게 될 것이다.

혁명적으로 간편한 현미 생식 2

생쌀을 먹으면 건강에 문제가 생기는 것으로 잘못 알고 있는 사람들이 있다. 소화가 잘 안 되는 것으로 알고 있기도 하고, 어떤 이들은 설사가 난다고 알고 있기도 하다. 그러나 이런 우려는 사실과 전혀 다르다. 현미 생식을 해도 건강에는 아무런 문제가 생기지 않는다.

소화란 효소의 작용에 의해서 음식물이 잘게 분해되는 과정인데 익히지 않았다고 해서 분해되지 않는 일은 생기지 않는다. 단지 날 것은 익힌 음식에 비해서 느리게 소화되는 점이 다를 뿐이다. 흔히 소화가 빨리되는 것을 소화가 잘 되는 음식으로 알고 좋은 것으로 생각하는데 이는 잘못된 상식이다. 소화는 인체의 원리에 맞게 알맞은 속도로 되어야 한다. 익힌 음식은 지나치게 빨리 소화되기 때문에 오히려 해롭다고 보는 것이 옳다.

생쌀을 먹으면 설사할 것이라고 염려하는 사람들이 있는데, 실제로 이런 일은 벌어지지 않으니 염려할 필요 없다. 익힌 것만 먹어 온 사람들이 걱정이 되어서 해 보는 소리일 뿐이니 귀담아 듣지 않아도 된다.

현미가루 생식

현대인들은 조용히 밥 먹을 시간도 제대로 챙기기 힘들 만큼 바쁘다. 특히 아침식사는 안 먹거나 못 먹는 사람들이 많다. 직장인들뿐만 아니라 청소년들도 아침밥을 안 먹는 경우가 많다. 아침을 거르면 점심 때 과식할 가능성이 높고, 밥 때가 되기 전에 간식을 먹고 싶은 유혹에 시달리게 된다. 간식이란 게 대부분 몸에 해로운 가공식품이 아닌가?

이런 사람들에게 현미밥이나 현미생식을 먹으라고 해 봐야 안 될게 뻔하다. 이런 사정을 감안하여 시간도 안 걸리고 힘들지도 않고 몸에도 좋은 아침 식사 방법이 있다. 바로 현미가루 생식이다.

생현미가루를 물에 타면 맛이 없다. 현미 자체도 그리 달거나 고소하지 않은데 거기다 물까지 보탰으니 무슨 맛이 있겠는가. 이때는 땅콩이나 아몬드와 같은 견과류와 함께 과일이나 채소를 넣고 분쇄기로 갈아 주면 그럭저럭 먹을 만하다. 후루루 마시는 것으로 금방 식사를 끝낼 수도 있지만, 그보다는 한 모금 입에 넣고 몇 번 씹어서 침과 섞이게 해서 삼키는 것이 좋다.

현미가루 생식이 좋지만 생쌀 가루를 싫어하는 사람은 볶은 현미가루를 먹으면 된다. 생현미가루보다는 약간 못하지만 가공식품을 먹는 것보다는 훨씬 낫다.

시중에 파는 생식

선식 혹은 생식이라는 이름으로 시중에 나와 있는 제품들이 다양하게 있다. 여러 가지 곡식을 비롯하여 채소나 과일 등을 재료로 사용한 것들인데, 대부분 급속 냉동 건조시켜서 분말로 만든 것을 장점으로 내세운다. 열을 가하지 않았기 때문에 영양소 파괴가 없다는 점을 강조한다. 하지만 이들 역시 가루로 만든 것이기 때문에 알갱이 곡식에 비하면 좋지 않다. 섬유질이 분쇄되어 있어서 충분한 역할을 할 수 없는 것이 가장 큰 단점이다.

영양가에 비해서 가격이 너무 비싸기도 하다. 한 봉지 당 열량이 적기 때문에 식사가 될 정도로 먹으려면 여러 봉지를 먹어야 하는 경우도 많다. 그러다 보면 한 끼에 만 원 정도가 들어가는 경우도 있다. 현미 생식과 몇 가지 채소와 과일로 식사를 하면 시중에서 파는 선식이나 생식 가격의 1/5 정도면 해결이 가능하다.

반찬도 생식으로

현미 생식을 할 때 반찬도 생채소로 먹으면 좋다. 생채소를 싫어한다면 삶거나 데친 채소를 먹을 수밖에 없겠지만, 생채소보다 못하다는 사실은 분명히 인식하고 있어야 한다. 생채소는 익힌 채소에 비해서 쓴맛이 강하기 때문에 거부감이 있을 수 있다. 하지만 참고 먹어보면 머지않아 그 맛이 더 좋아지는 것을 느끼게 될 것이다.

현미 생식을 한다는 것이 물론 쉬운 일은 아니다. 그럼에도 불구하고 건강을 지키면서 식생활의 번거로움으로부터 자유로워지는 길임에는 틀림없다.

현미 대신 밀을 먹는 것은 어떨까

    쌀 소비는 줄어들고 있는 반면 밀 소비는 늘고 있다. 라면, 빵, 국수, 과자 등 밀가루로 만든 식품들은 점점 더 잘 팔리고 있지만 쌀은 남아돌아서 벼농사 짓는 농민들의 시름이 깊다. 현미를 이야기 하면서 밀에 관해 언급하지 않을 수 없는 이유는 밀이 쌀을 대신해서 밥상을 차지하는 형편이 되어가고 있기 때문이다.

    매 끼마다 쌀밥을 먹으면 1인당 1년에 평균 두 가마에 해당하는 160킬로그램의 쌀이 필요하지만 2008년 통계에 의하면 반에도 못 미치는 75.8킬로그램을 소비했다. 당연히 모자라는 식량은 밀을 먹었거나 감자, 고구마로 보충했거나 동물성 식품을 먹었을 것이다. 더구나 칼로리를 겨우 채우는 정도가 아니라 비만이 될 정도로 먹었으니 쌀 이외의 것을 많이 먹었음에 틀림없다.

우리나라 사람들이 1년에 라면을 소비하는 양은 1인당 84개 정도 되는 것으로 조사되었다(2005년 통계). 거의 한 달 식사를 라면만 먹으며 해결한 셈이다. 국수와 자장면을 비롯한 면 종류의 중국음식을 비롯해 빵이나 피자도 식사 대용으로 많이 소비되고 있다. 밀의 소비량이 쌀을 따라잡을 날이 멀지 않았음을 쉽게 예측할 수 있다. 형편이 이러하니 밀에 대해서 자세히 알고 있지 않으면 안 되는 상황이 되었다.

현미와 밀의 성분 비교

쌀과 밀 100그램 중에 들어 있는 영양소를 비교해 보자. 통(統)밀이란 전(全)밀이라고도 부르는 것으로 도정하거나 가루로 만들지 않아 껍질과 씨눈이 그대로 붙어있는 알갱이 밀을 말한다. 통밀은 간혹 쌀밥을 할 때 조금 섞는 경우를 제외하고는 그대로 식용으로 사용하는 경우가 거의 없다. 대부분 제분해서 밀가루로 먹게 된다. 따라서 영양소를 비교할 때는 통밀이 아니라 밀가루를 기준으로 삼아야 한다.

밀가루는 통밀을 제분해서 찌꺼기를 버리고 흰 부분만 가루로 만든 것인데, 버려지는 부분이 밀기울이라고 부르는 부분이며 이 밀기울에는 껍질과 씨눈이 들어 있다.

184쪽 표에서 알 수 있듯이 밀가루는 현미에 비해서 단백질이 상당히 많이 들어 있고 칼슘도 약간 더 많이 들어 있다. 그러나 그 외 다른 성분은 오히려 적게 들어 있다. 단백질은 많이 필요한 성분이 아니기 때문에

현미 · 백미 · 통밀 · 밀가루의 영양 성분 비교 [100그램(g) 중]

영양소	현미	백미	통밀	밀가루
탄수화물(g)	76.8	77.5	69	74.2
단백질(g)	7.2	6.5	12.0	11.2
지방(g)	2.5	0.4	2.9	1.4
섬유(g)	1.3	0.4	2.5	0.3
칼슘(mg)	41	24	71	46
철(mg)	2.1	0.4	3.2	1.6
치아민(mg)	0.54	0.12	0.34	0.28
열량(Cal)	359	340	350	354

단백질이 많이 들어 있다는 이유를 들어 밀가루가 좋은 식품이라고 생각해서는 안 된다.

지방은 대부분 불포화지방산이 차지하고 있어서 반드시 섭취해 주어야 하는 성분인데, 밀가루에는 현미에 비해서 약 절반 정도밖에 들어있지 않다.

섬유질은 1/4에도 못 미치는 정도로 적게 들어 있다. 섬유질은 급격한 혈당 상승을 억제하고 혈중 콜레스테롤을 감소시키고 변비를 예방해준다. 따라서 당뇨병이나 고혈압, 변비를 겪고 있는 환자들은 섬유질이 부족한 밀가루 음식을 적극적으로 피해야 한다.

밀가루는 현미에 비해서 칼슘이 약간 더 많이 들어 있지만 단백질도 많이 들어 있어서 골밀도를 유지하는 데 한계가 있는 식품이다. 필요 이상으로 많은 단백질은 칼슘 배설을 촉진하여 골다공증을 일으킨다.

철분은 현미의 3/4정도밖에 들어 있지 않아서 철분을 충분히 섭취해야 하는 청소년들과 가임 여성들도 주의가 필요하다.

치아민(비타민 B1)은 현미의 반 정도밖에 안 되기 때문에 밀가루 음식을 즐겨 먹을 때는 치아민 부족 증상이 생길 가능성이 있음을 염두에 두어야 한다. 그밖에 다른 비타민들도 이와 비슷한 정도로 적게 들어 있다.

정리하면 이렇다. 통밀은 현미와 마찬가지로 골고루 영양소를 갖추고 있어서 좋은 식품이지만 밀가루는 그렇지 않다. 밀가루는 백미와 비슷한 정도이고 현미보다는 훨씬 못한 식품이다.

밀가루는 가루라서 좋지 않다

쌀은 대부분 밥으로 먹는다. 쌀가루로 만들어 떡을 해 먹거나 수제비를 만들어 먹기도 하지만, 대부분은 알갱이 상태로 밥을 해 먹는다. 이와 대조적으로 밀은 대부분 가루로 만들어 국수나 수제비, 빵 등을 만들어 먹는다. 이렇게 알갱이를 분말로 만들면 몇 가지 문제가 생기게 된다.

알갱이로 된 곡식을 가루로 만들어 버리면 소화(분해)가 빨라져서 식후에 혈당이 빨리 올라가게 되어 당뇨병에 악영향을 미친다. 또 섬유질이 조각나서 변비를 예방하는 기능이 크게 떨어지고 별로 씹지 않고도 삼킬 수 있기 때문에 많이 먹게 되어 비만해질 가능성도 높아진다. 뿐만 아니라 가루가 되면 공기와 접촉하는 면이 많아져서 변질도 빨라진다.

성분의 차이뿐만 아니라 이런 문제점 때문에라도 밀가루 음식보다는 현미밥을 먹는 것이 좋다.

밀에는 단백질이 너무 많다

성분 분석표에서 볼 수 있듯이 100그램의 밀가루에는 11.2그램의 단백질이 포함되어 있다. 7.2그램이 들어있는 현미에 비해 55%나 많은 단백질이 들어 있다. 단백질은 몸에 필요한 성분이지만 불필요하게 많으면 오히려 해를 끼친다. 혈액을 산성화시켜 골다공증을 일으키고, 요로결석을 증가시키고, 질병에 대한 저항력을 떨어뜨린다. 뿐만 아니라 과도한 단백질이 알레르기의 원인이 되기 때문에 밀을 알레르기 유발 식품으로 분류하고 있다. 단백질은 적게 필요한 것인데 밀가루에는 너무 많이 들어 있어서 좋은 식품이라고는 볼 수 없다.

통밀가루를 먹어라

유난히 밀가루 음식을 좋아하는 사람들이 있는데 이런 사람들은 어떻게 하면 좋을까? 몇 가지 문제점이 있다고 해서 안 먹을 수 없다면, 먹기는 먹되 기왕이면 몸에 좋은 것으로 찾아서 먹으면 될 것이다. 그게 바로 통밀가루다.

통밀가루는 통밀을 그대로 가루로 만든 것으로 성분은 통밀과 동일하다. 통밀가루는 밀기울이 섞여 있어 검붉은 색을 띠고 입안에서 약간 거칠게 느껴진다. 하지만 영양학적으로는 현미 못지않을 정도로 괜찮은 식품이다. 이것으로 국수나 수제비, 전을 부치면 흰밀가루를 사용하는 것보다 훨씬 좋다. 그러나 통밀가루라고 해도 그것 역시 가루이기 때문에 알갱이로 먹는 현미와 같다고는 볼 수 없다.

통밀가루를 구입할 때 주의해야 할 점이 있다. 시중에 통밀가루라고 나와 있는 제품들은 대부분 순수한 통밀가루가 아니다. 2분도 밀이나 5분도 밀을 가루로 만든 것이어서 색깔은 약간 검붉게 보이지만 통밀가루와 흰밀가루의 중간 정도 되는 것에 불과하다. 완전한 통밀가루를 구입하기 위해서는 특별히 주문하는 수밖에 없다. 우리밀을 취급하는 점포에 부탁하면 어렵잖게 구입할 수 있다.

밀은 대부분 수입산

수입밀은 우리밀에 비해서 값이 아주 싸다. 그런 이유 때문에 우리밀을 찾는 사람이 많지 않아서 밀농사를 짓는 농민들이 별로 없다. 시중에 거래되고 있는 밀가루는 거의 대부분 수입밀이다. 수입밀은 오랜 기간 동안 배로 운반해오게 되는데, 이 과정에서 발생하는 변질을 막기 위해 여러 가지 약품처리과정을 거치게 된다. 이런 과정을 거친 밀을 제분할 때는 철저하게 씻는 과정을 거쳐야 하지만 그게 제대로 지켜지지 않는 모양이다. 그래서인지 밀가루를 오래 둬도 벌레가 생기지 않는다는 말까지 있다. 이와 대조적으로 우리밀은 가을에 파종해서 이듬해 늦봄에 수확하기 때문에 농약을 칠 필요가 없고, 국내에서만 유통되기 때문에 상할 우려도 없다. 따라서 당연히 약품처리를 할 필요도 없다.

뜻있는 사람들이 우리밀을 살려보자고 애를 많이 쓰고 있지만 큰 성과는 없는 것 같다. 배불리 먹어도 쌀값이나 밀가루값은 얼마 되지 않는다. 현미를 먹으면 좋겠지만 굳이 밀가루를 먹겠다면 값이 다소 비싸더라도 우리밀 통밀가루를 먹어야 하지 않겠는가.

알갱이로 먹는 게 좋다

곡식을 먹는 방식에는 여러 가지 있다. 알갱이 상태로 먹을 수도 있고 갈아서 가루로 만들어서 음식을 만들 수도 있다. 쌀밥은 알갱이로 먹는 음식이고 떡은 쌀가루로 만든 음식이다. 떡으로 소비되는 쌀도 적지는 않겠지만 대부분은 밥으로 소비된다. 이와 대조적으로 밀을 알갱이로 먹는 경우는 거의 없다. 대부분은 밀가루로 만들어 빵이나 국수, 과자 등을 만드는 재료로 사용한다. 밥처럼 곡식을 알갱이로 먹는 것은 가루로 만들어 먹는 것에 비해서 여러 가지 장점이 있다.

첫째, 가루로 만들면 껍질에 싸여서 보호받고 있던 성분, 특히 불포화지방산이 공기에 노출되어 쉽게 상한다. 이렇게 변성된 과산화지질은 노화를 촉진하고 암, 동맥경화증 등의 발병 가능성이 높이는 것으로 알려져 있다.

둘째, 껍질에 들어 있는 섬유질이 가루로 변하여 섬유로서의 역할을 할 수 없게 된다. 섬유질은 변비와 대장암 예방에 중요한 역할을 하고, 혈당을 안정적으로 유지하고, 콜레스테롤 감소 효과가 있을 뿐 만 아니라 음식을 적게 먹고도 배부른 감을 가질 수 있도록 하여 체중 조절에 기여하는 바가 크다. 실제로 현미밥을 먹을 때는 없었던 변비가 현미를 가루로 만들어 먹으면서 생기는 경우가 종종 있다.

셋째, 가루는 알갱이에 비해서 소화 흡수가 비정상적으로 빨라 혈당을 급격히 올려서 혈당 조절을 어렵게 만든다.

넷째, 가루음식은 씹지 않거나 조금만 씹어도 삼킬 수 있어서 과식할 가능성이 높으며, 결과적으로 비만을 예방하는데 어려움이 있다. 뿐만 아니라 치아와 턱이 퇴화하는 결과를 낳게 된다.

밀가루와 달리 현미는 주로 알갱이로 먹기 때문에 가루로 만들어 먹는 음식에 비해서 장점이 많다. 이런 사실에도 불구하고 쌀 소비는 점점 줄어들고 밀이나 동물성 식품 소비만 계속 늘어나고 있으니 안타까울 뿐이다.

현미 대신 잡곡을 먹는 것은 어떨까

현미밥을 드시라고 권했더니 잡곡밥을 먹는 사람들이 의외로 많다는 것을 알게 되었다. 막연하게나마 잡곡밥이 몸에 좋다고 생각해오다가 현미밥이라는 말을 듣고서는 이를 잡곡밥으로 잘못 이해하기 때문이 아닌가 싶다.

우리나라에서는 정월보름이면 오곡밥을 먹는다. 특별한 날이라는 이유로 늘 먹는 쌀 말고 다른 곡식으로 밥을 해서 먹는 풍습이다. 이처럼 우리나라 사람들은 잡곡을 조금은 특별한 것으로 생각하고 있다.

잡곡이라는 명칭은 그와 상대가 되는 곡식이 있음을 전제로 하는데 그것이 바로 쌀이다. 일반적으로 잡곡이라고 하면 멥쌀과 찹쌀 이외의 곡식을 통틀어 이르는 말로써 국어사전에는 보리·밀·수수·조·기장·율무·옥수수·콩 따위라고 정의하고 있으나, 사람에 따라 조금씩 다르게 이해하고 있기도 하다. 예를 들면 보리와 밀은 잡곡의 범주에 넣지 않는 사람들도 있고 현미를 잡곡이라고 생각하는 이들도 있다.

쌀밥 대신에 잡곡밥을 먹는 것이 건강에 좋다는 소문이 과연 근거 있는 것인지 살펴보자.

쌀과 잡곡의 성분 비교

현미와 백미, 그리고 몇 가지 잡곡의 성분을 비교해 보면 아래 표와 같다. 잡곡 중에서 수수, 조, 기장은 도정한 것이며 옥수수는 도정하지 않은 것이다. 세 가지 잡곡을 도정한 것으로 비교한 까닭은 도정하기 전 상태로는 거칠어서 이용할 수 없는데다 도정해서 밥을 해 먹기 때문이

현미·백미 그리고 몇 가지 잡곡의 성분 비교표 [100그램(g) 중]

영양소	현미	백미	수수	조	기장	옥수수
단백질(g)	7.2	6.5	9.5	10.5	11.1	12.1
지방(g)	2.5	0.4	2.6	2.5	1.4	4.0
탄수화물(g)	76.8	77.5	73.9	72.6	73	69.8
섬유(g)	1.3	0.4	0.4	0.5	0.5	2.7
칼슘(mg)	41	24	6	11	14	7
철(mg)	2.1	0.4	1.5	2.0	2.1	13.0
치아민(mg)	0.54	0.12	0.10	0.20	0.12	0.19
열량(kcal)	359	340	365	363	357	364

다. 콩은 단백질과 지방 함량이 보통의 곡물과 큰 차이가 나기 때문에 여기에서 제외시켰다.

단백질은 현미보다 잡곡에 더 많이 들어 있다. 그러나 단백질은 사람에게 많이 필요하지 않은 성분이기 때문에 이점 때문에 잡곡밥을 먹어야 한다고 주장할 수는 없다. 갓난아기의 경우, 단백질은 칼로리 비율로 7% 정도만 섭취해도 충분하다. 7%면 성장과정이 가장 빠른 갓난아기의 경우에도 1년간 자신의 몸무게를 3배로 키울 수 있을 만큼 넉넉한 비율이기 때문에 그 이상 먹을 필요는 없다. 다행스럽게 현미에는 8%가 들어 있어서 현미만 먹어도 단백질이 부족한 문제는 생기지 않는다. 오히려 단백질이 많이 들어 있는 식품은 알레르기를 일으킬 가능성이 높으므로 그런 식품을 좋은 것이라고 판단해서는 안 된다.

곡식에 들어 있는 지방은 대부분 불포화지방산이어서 많이 들어 있는 것이 좋다. 옥수수를 제외한 나머지 잡곡들에는 백미보다 많지만 현미보다는 적은 양의 지방이 들어 있다. 옥수수는 잡곡밥을 해 먹을 때 별로 이용하지 않는다는 점을 감안하면 지방 성분을 많이 섭취하기 위해 잡곡을 먹어야 한다고 주장할 만한 근거는 없다.

섬유질에 관해서도 마찬가지 말을 할 수 있다. 옥수수를 제외하면 백미에 들어 있는 정도밖에 안 되고 현미에 비하면 훨씬 적게 들어 있다.

칼슘은 모든 잡곡이 현미보다 못한 것은 말할 것도 없고 심지어 백미보다도 못한 형편이다. 철분은 옥수수를 제외한 나머지 잡곡은 백미보다는 낫지만 현미보다는 못한 수준이다. 치아민(비타민 B1)은 모든 잡곡이 백미와 비슷한 수준이고 현미에는 크게 미치지 못한다.

지금까지 살펴보았듯이 잡곡이 백미보다는 낫다고 할 수 있는 부분은 있으나 현미보다 나은 점은 없다.

순수한 잡곡밥은 없다

잡곡밥을 할 때 잡곡만으로 밥을 짓는 경우는 거의 없다. 쌀에다 여러 가지 잡곡을 섞어서 밥을 하는데 쌀로는 대개 백미 멥쌀이나 백미 찹쌀을 사용한다. 백미를 섞는 이유는 잡곡만으로 밥을 하면 거칠게 느껴지기 때문이다. 일반적으로 잡곡밥에서 가장 많은 부분을 차지하는 것이 쌀이므로 아무리 잡곡이 좋다고 해도 백미가 차지하는 비율만큼은 좋지 않은 것을 먹는 결과가 된다. 백미 대신에 현미를 섞는다면 좋겠지만 그렇게 되면 백미를 넣을 때만큼 부드럽지는 않을 것이다. 사정이 이렇기 때문에 굳이 잡곡밥을 먹으려고 애쓸 필요까지는 없다.

잡곡도 도정하지 않아야 좋다

잡곡은 대부분 도정해서 먹고 그 과정에서 많은 성분이 깎여 나간다. 실제로 도정과정을 거치면서 성분에 어떤 변화가 생기는지 수수와 조를 예로 들어 보자. 194쪽 표에서 볼 수 있듯이 먹을 수 있는 상태로 도정하는 과정에서 대부분의 성분이 줄어들게 된다. 어떤 영양소는 몇 분

수수와 조의 도정 여부에 따른 성분 차이 [100그램(g) 중]

영양소	수수		조	
	도정 전	도정 후	도정 전	도정 후
단백질(g)	10.3	9.5	10.1	10.5
지방(g)	4.7	2.6	3.0	2.5
탄수화물(g)	69.5	73.9	72.0	72.6
섬유(g)	1.7	0.4	2.5	0.5
칼슘(mg)	9	6	51	11
철(mg)	3.0	1.5	2.8	2.0
치아민(mg)	0.35	0.10	0.48	0.20
칼로리(kcal)	336	365	365	363

의 일 밖에 남지 않는 경우도 있다. 밥을 지을 때는 잡곡을 원 상태 그대로 사용하는 것이 아니라 도정한 뒤에 이용하는 만큼 이 점을 잘 알고 있어야 한다.

종류가 많을수록 좋을까

정월보름에 먹는 오곡밥처럼 여러 가지를 섞어 밥을 하는 것이 한두 가지로 밥을 하는 것보다 더 좋을 거라고 생각하는 경향이 있다. 심지어 20~30가지 곡물을 섞어서 선식이나 생식 상품을 만들었다고 선전하는 경우도 볼 수 있다. 이는 종류가 많을수록 더 좋을 것이라는 오해에서 비롯된 결과다.

하지만 지금까지 살펴본 것처럼 모든 곡물은 비슷한 성분을 갖고 있기 때문에 여러 가지를 먹는다고 해서 더 좋다고 말할 근거는 없다. 단지 양적으로 많아지는 것일 뿐 서로 보완해서 이전보다 더 완전한 상태에 가까워지는 것은 아니다. 다시 말해 쌀에 어떤 성분이 부족하기 때문에 그 성분이 많이 들어 있는 다른 곡물을 찾아 섞어 먹어야 하는 것은 아니라는 얘기다.

모든 곡물은 저마다 그 속에 들어 있는 영양소가 몸에서 충분히 활용될 수 있을 만큼 조화롭게 담겨 있다고 보는 게 옳다. 곡물에 따라 어떤 점이 부족하다고 보는 것은 오해다. 어떤 곡물이든 한두 가지만 먹어도 건강을 유지하는 데에 아무런 문제가 없다. 여러 가지를 섞어 먹어야 한다는 강박적인 생각은 버려야 한다.

이상에서 살펴보았듯이 소문처럼 잡곡밥이 영양학적으로 특별히 더 좋은 식품은 아니다. 여러 가지 종류의 잡곡을 구입하고 밥할 때마다 신경 써서 섞는 것도 쉬운 일이 아니다. 식생활은 단순할수록 좋다는 점을 감안하면 굳이 잡곡을 먹을 이유는 없다.

현미 대신 보리쌀을 먹는 것은 어떨까

언제부터인가 우리 식탁에서 보리밥을 찾아보기 힘들어졌다. 쌀만큼 부드럽지 못하다는 이유로 사람들이 잘 찾지 않으면서 점차 농사량을 줄여나가다가 이제는 아예 보리농사를 포기해 버렸기 때문이다. 나이 많은 분들의 경우에는 간혹 어릴 때 먹던 생각이 나서 보리밥을 찾기도 하지만, 젊은 세대들 중에는 쌀밥에 섞인 보리를 이물질처럼 여길 정도로 기피하기도 한다. 하지만 건강에 대한 관심이 높아지면서 다시 보리밥을 찾는 사람들이 생기기 시작했고, 간혹 길가에서 보리밥 뷔페식당을 볼 수 있기도 하다.

보리밥이 당뇨병에 좋다는 얘기는 누구나 한번쯤 들어보았을 것이다. 보리밥이 변비에 좋다는 소문도 있다. 여기저기서 보리밥이 좋다는 소문을 많이 들을 수 있는데, 과연 어디까지가 진실일까?

쌀과 보리쌀의 성분 비교

성분에 대한 내용을 살펴보기 전에 먼저 알고 있어야 할 사실이 있다. 벼와 쌀이 다르듯이 보리와 보리쌀이 다르다는 사실이다. 보리는 거칠어서 사람이 그대로 먹을 수 없기 때문에 도정을 해서 보리쌀로 만들어 먹는다. 이 점을 기억하면서 다음 성분표를 살펴보자.

현미·백미·겉보리·쌀보리쌀의 영양 성분 비교 [100그램(g) 중]

영양소	현미	백미	겉보리	쌀보리쌀
탄수화물(g)	76.8	77.5	68.2	70.4
단백질(g)	7.2	6.5	10.6	10.2
지방(g)	2.5	0.4	1.8	2.0
섬유(g)	1.3	0.4	2.9	0.7
칼슘(mg)	41	24	43	40
철(mg)	2.1	0.4	5.4	2.0
치아민(mg)	0.54	0.12	0.31	0.18
열량(kcal)	359	340	331	340

보리는 크게 두 품종 즉 겉보리와 쌀보리로 나눌 수 있다. 겉보리는 껍질을 벗기기가 힘들고 애써 벗겨 사용하지도 않는 반면, 쌀보리는 겉보리에 비해 껍질을 벗기기 쉽다.

껍질을 벗기지 않은 겉보리는 보리차나 엿기름 등의 원료로 사용하고 쌀보리는 잘 아는 것처럼 밥을 지어 먹는다. 도표에 나와 있는 겉보리는 도정하지 않은 겉보리이고 쌀보리쌀은 도정한 상태의 쌀보리 성분을 나타낸 것이다. 편의상 앞으로는 겉보리를 보리, 쌀보리쌀을 보리쌀이라고 부르기로 하자.

197쪽 표를 보면 보리는 현미에 비해서 단백질, 섬유, 철이 더 많은 반면 탄수화물, 지방, 치아민(비타민 B1)은 오히려 적고 칼슘의 함량은 비슷한 것을 알 수 있다. 또 보리쌀의 경우에는 단백질이 더 많은 것을 제외하고 나면 나머지 성분 모두가 현미보다 적게 들어 있다. 실제로 사람들이 먹는 것은 보리가 아니라 보리쌀이기 때문에 보리쌀과 현미를 비교한 수치가 중요하다. 하지만 보리쌀과 백미를 비교했을 때에는 탄수화물을 제외한 다른 모든 점에서 백미보다 보리쌀이 더 좋은 식품임을 알 수 있다.

보리밥이 당뇨병에 좋다거나 변비에 좋다고 하는 것은 바로 섬유질이 더 많이 들어있을 것이라고 기대하기 때문에 나온 말이다. 그렇다면 섬유질의 함량에는 어떤 차이가 있는가? 보리쌀에는 0.7그램의 섬유질이 포함되어 있어서 백미의 0.4그램보다는 더 많이 들어 있지만, 현미에 들어있는 1.3그램에 비해서는 훨씬 적게 들어 있다.

실제로 당뇨병 환자들이 보리쌀밥을 먹는 경우가 적지 않지만 효과를 봤다는 얘기는 별로 들어보지 못했다. 왜냐하면 섬유질이 적게 들어있기는 백미나 보리쌀이나 큰 차이가 없기 때문이다. 반면 현미밥을 먹는 당뇨병 환자들은 상당한 효과를 본다. 현미밥을 먹기 전보다 혈당이 낮아지고 안정되는 경우가 많다. 이러한 사실을 잘 이해하면 당뇨병이

나 변비를 치료하기 위해서 보리밥을 먹으려고 애쓸 필요가 없게 된다. 보리밥이 당뇨병 치료에 별 도움이 안 된다는 사실은 보리밥을 먹어 본 당뇨병 환자들이라면 누구나 다 아는 사실이다.

빵 대신 현미로 떡을 만들어 먹자 1

예전 같은 농경사회라면 또 모르겠지만 요즘처럼 눈코 뜰 사이 없이 바쁜 시대를 살아가면서 제대로 식사를 한다는 것은 생각처럼 쉽지가 않다. 좋은 식재료로 요리해서 맛을 음미하며 음식을 먹고 깔끔하게 뒷정리를 할 수 있는 식생활을 유지하기 위해서는 여간 부지런하지 않으면 안 된다.

더구나 요즘에는 맞벌이 가정이 많아서 예전처럼 주부가 집안일을 전적으로 맡아서 할 수 있는 형편도 아니다. 이런 생활양식이 간편한 식생활을 요구하게 되었고 사람들로 하여금 밥보다 빵을 찾도록 만들었다. 식사나 간식으로 빵을 먹는 사람들이 많은데, 빵에 그만한 장점이 있기 때문이다. 그러나 빵이 가진 장점 뒤에는 커다란 단점이 함께 존재하는데 여기서 그 부분을 좀 더 알아보기로 하자.

빵의 두 얼굴

빵은 발효식품이라서 발효과정에서 생성된 성분들이 맛을 좋게 해주고, 빵에 첨가하는 성분을 바꿔가며 다양한 맛을 만들어 즐길 수 있다. 빵은 가루음식이라서 부드럽고 먹기도 쉬우며, 건조식품이라서 식어도 먹을 수 있고 보관하기도 쉽고 휴대하기도 편리하다. 손으로 집어 먹어도 들러붙지 않아서 좋다. 이런 여러 가지 장점 때문에 빵을 찾는 이들이 점점 늘어나고 있다.

빵 자체가 갖고 있는 장점뿐만 아니라 생활이 바빠지고 느긋하게 음식을 먹을 수 있는 시간적인 여유가 부족해지면서 간편하게 먹고 치울 수 있는 음식이 필요하게 된 것도 빵을 좋아하게 된 또 다른 이유다.

하지만 빵에 이런 장점만 있는 것은 아니다. 단백질이 너무 많이 들어 있는 밀가루로 만들었기 때문에 알레르기를 일으킬 가능성이 높다. 밀기울을 제거해 버린 흰밀가루로 만들었기 때문에 부족한 영양소들도 많다. 지방, 섬유질, 비타민, 철분 등이 빵에 부족한 대표적인 성분들이다. 또 빵은 가루음식이면서 발효식품이기 때문에 소화·흡수가 지나치게 빨라 식후에 혈당이 급격히 올라간다. 게다가 발효 과정을 거쳐야 하기 때문에 준비하는 데에도 시간이 많이 필요하다. 빵을 만드는 밀가루가 거의 대부분 수입된 것이라는 점도 문제 가운데 하나다.

이런 문제들을 해결하는 길이 전혀 없는 것은 아니지만 쉽지는 않다. 흰밀가루 빵 대신에 통밀 빵을 만들면 되지만 통밀 빵은 우선 색이 깨끗하지 않고 검붉게 보여서 사람들이 좋아하지 않고, 섬유질이 많이 들어 있어서 부드럽지 않고 거칠다. 발효가 잘 되지 않기 때문에 맛도 흰밀가루 빵보다 못하다. 가정에서 만들어 먹으면 몰라도 파는 것으로는 인기가 없을 것이 뻔하다.

빵보다 더 좋은 떡

빵이 갖고 있는 여러 가지 단점들을 최소한으로 줄이고 좋은 점들을 그대로 유지한 식품이 바로 떡이다. 떡은 빵이 갖고 있는 좋은 점들을 거의 다 갖고 있다. 사용하는 재료에 따라 다양한 맛과 모양을 낼 수 있고 먹기 수월하고 휴대하기에 편리하다. 반찬이 딸린 식사처럼 많은 그릇이 필요하지도 않고 숟가락이나 젓가락이 꼭 필요한 것도 아니라서 상을 차릴 필요도 없다. 장소에 구애받지 않고 먹을 수 있으니 서서 먹을 수도 있고 걸어가면서 먹을 수도 있다. 떡은 먹고 남아도 뒤처리가 간편하고 설거지할게 별로 없다. 다만 식었을 때 굳어지는 점이 빵보다 못하다고 하겠으나 이만하면 간편식으로서의 조건을 두루 갖추고 있다고 하겠다.

이번에는 빵의 단점들이 떡에는 어떠한지를 살펴보자. 떡은 빵에 비해서 단백질이 적게 들어 있다. 흰쌀가루 100그램에는 6.5그램의 단백질이 들어 있는 반면, 흰밀가루에는 11.2그램 들어 있어 70% 이상 더 많다. 현미가루에는 7.2그램이 들어 있는데 비해서 통밀가루에는 12.0그램이 들어 있어서 67%나 더 많다. 이런 이유로 빵은 알레르기 식품으로 분류되어 있다. 아토피를 비롯한 천식, 알레르기성 비염 등이 급속히 늘어나고 있는 이유에 대해 몇 가지 원인들이 지적되고 있는데, 쌀을 적게 먹는 대신 밀(빵, 국수, 과자)을 많이 먹는 것도 중요한 원인 중 하나로 자주 거론되고 있다.

떡이 빵보다 낫다고 말하는 또 다른 이유는 발효식품이 아니라는 점이다. 떡에도 증편과 같이 쌀가루를 발효시켜서 빵처럼 만든 것이 있긴 하다. 하지만 대부분의 떡들은 그렇지 않다. 발효는 탄수화물, 지방, 단백질이 미생물의 작용에 의해서 분해되는 것으로 음식을 섭취했을 때 장에서 소화액에 의해서 소화되는 것과 동일하다.

사람은 원래 분해되지 않은 자연 상태의 음식을 먹고 몸 안에서 분해시켜야 하는데, 미리 분해시켜서 먹게 되면 섭취한 후에 소화과정을 거치지도 않고 곧바로 흡수하게 된다. 특히 탄수화물이 발효되어 맥아당이나 포도당이 된 것을 먹게 되면 식후에 혈당이 급격히 상승하게 되고, 이런 일이 반복될 때에는 당뇨병을 일으키거나 당뇨병을 악화시킬 수 있다. 빵을 주식으로 하는 서양인들이 밥을 주식으로 하는 동양인들에 비해서 당뇨병이 더 많은 이유 중 하나가 바로 이것 때문이 아닌지 의심해 볼 수 있는 부분이다. 떡은 발효시키기 않아도 되기 때문에 준비하는 데 드는 시간도 짧아서 좋다.

밀은 거의 전량을 수입하지만 쌀은 우리나라에서 생산되는 것인 만큼 빵보다는 떡을 먹는 것이 좋다. 우리 것만 먹자는 민족주의적 생각 때문이 아니라 건강을 위해서다. 살아 있는 곡식을 장기간 공기가 통하지 않는 곳에 쌓아 운반했을 때 어떤 문제가 발생하리라는 것쯤은 어렵지 않게 짐작할 수 있다. 변질을 방지하기 위해서는 화학약품을 뿌리지 않을 수 없는데, 이를 먹는 우리 몸이 어떻게 되겠는가?

빵 대신 현미로 떡을 만들어 먹자 2

떡은 누구나 편리하게 한 끼를 해결할 수 있는 괜찮은 식품이지만 특히 시간에 쫓기는 직장인들이나 밥 먹을 시간도 내기 힘든 수험생들, 나들이 가는 사람들이나 먼 길을 여행하는 사람들이 요긴하게 이용할 수 있는 대용식이다. 건강을 챙기고 싶지만 매끼 식탁에 앉아서 느긋하게 식사할 수 없다면 쌀가루에다 여러 가지 재료들을 첨가하여 맛있고 건강에도 좋은 떡을 만들어 먹으면 된다.

밥과 나물과 다른 반찬을 섞어서 비빔밥을 해 먹듯이 떡도 다양한 재료들을 곁들이면 여러 가지 영양소가 골고루 들어 있는 균형 잡힌 식사를 할 수 있다. 콩 종류(콩, 팥, 완두 등), 견과류(땅콩, 아몬드, 잣, 호두 등), 채소(쑥, 뽕잎, 시금치, 들깻잎 등), 과일(곶감, 대추, 사과, 건포도 등) 등을 함께 넣고 떡을 만들면 반찬이 곁들여진 한 끼의 식사가 된다. 이런 재료들을 모두 넣어야 한다는 뜻이 아니라 이 중에서 종류 별로 한두 가지 정도만 넣어도 건강에 좋고 맛도 있는 떡을 만들 수 있다. 여기에 허브를 조금 넣으면 독특한 향기가 나는 떡을 만들 수도 있다.

떡의 보관

떡은 식으면 굳어지는 게 단점이다. 예전에는 굳어진 떡을 솥에 넣고 쪄서 먹었지만 무척 번거로운 일이다. 하지만 요즘은 떡을 보관하기가 아주 편해졌다. 만든 떡이 굳어지기 전에 한 사람이 먹기에 알맞은 크기로 포장해서 냉동실에 넣어두었다가 전자레인지를 이용해 해동하면 금방 만든 떡처럼 말랑말랑하다.

비닐에 싸면 처리하기가 쉽지만 건강에는 좋지 않다. 수고스럽지만 천으로 작은 보자기를 만들어 싸면 가장 좋다.

떡집에서 만든 떡

가게에서 파는 떡은 합성감미료를 너무 많이 넣어서 먹고 나면 속이 불편한 경우가 많다. 설탕도 해로운데 합성감미료라면 그보다 더하면 더하지 덜하지는 않을 것이다. 떡은 그 자체에 단맛을 낼 수 있는 녹말이 많이 들어 있고 맛을 내는 여러 가지 부재료들이 들어가기 때문에 별도로 감미료를 넣지 않아도 맛이 있다.

떡집에서 파는 떡은 너무 짠 것도 문제다. 일반적으로 싱거운 것보다 짠맛이 나면 더 맛있게 느껴지기 때문에 소금을 많이 넣는 것 같다. 떡집에 현미를 갖다 주면서 가래떡을 빼 달라고 주문한 적이 있는데 소금을 전혀 넣지 말고 해 달라고 부탁을 했다. 그런데 조금 있다가 떡집 주인으로부터 전화가 와서 받았더니 자신이 잘못 들었을지도 몰라서 확인하기 위해서 전화를 했다면서 정말 소금을 전혀 넣지 않고 만들어주기를 원하느냐고 물었다. 소금을 전혀 넣지 않으면 맛이 없을 뿐만 아니라 지금까지 그렇게 만들어 본 적도 없기 때문이라고 했다. 싱겁게 먹을수록 몸에 좋다는 것이 상식인데 현실은 상식이 통하지 않는다.

가정에서 떡 만들기

집에서 떡을 만들어 먹는 가정은 거의 없다. 번거롭다고 생각하거나 어렵다고 생각하기 때문이다. 과거에는 디딜방아에 쌀을 찧고 채로 쳐서 곱게 가루를 낸 다음에 솥에 넣고 나무에 불을 지펴 떡을 하였는데 이 과정이 무척 힘이 들었다. 하지만 지금은 사정이 많이 달라졌다. 쌀가루를 내는 것은 방앗간에 의뢰하면 금방 할 수 있고 떡을 찌는 것도 가스렌지로 하면 손쉽게 할 수 있다. 고물도 굳이 가정에서 준비하지 않아도 방앗간에서 살 수 있다.

떡을 찌는 그릇은 옹기점에서 파는 밑에 구멍이 뚫린 작은 떡시루를 이용하면 된다. 인절미와 같이 떡을 쳐야 되는 경우라면 작은 떡판과 떡메를 준비하면 된다. 떡판은 바둑판 정도의 넓이에 두께가 5cm 정도 되는 나무판을 구하면 되고 떡메는 직경이 10cm 정도 되고 길이가 15cm 정도 되는 통나무에다 길이가 50cm 정도 되는 막대기를 이용하여 손잡이를 달면 된다. 이런 것들은 제재소에 가면 몇 푼 안 줘도 구할 수 있다.

가정에서 떡을 해 먹으면 식사를 해결한다는 의미뿐만 아니라 놀이로서도 충분한 가치가 있다.

케이크 대신에 떡

서양 문화의 영향으로 케이크를 먹을 기회가 많아졌다. 생일을 비롯한 여러 기념일이나 각종 행사에 빵으로 만든 케이크를 차린다. 앞에서도 얘기했지만 빵은 밀기울이 들어 있지 않은 흰밀가루를 재료로 해서 발효시킨 것이어서 좋지 않다. 뿐만 아니라 맛과 향을 낼 목적으로 집어넣은 여러 가지 첨가물이 몸에 좋을 리 없다. 또 모양을 내기 위해 위에 뿌린 크림과 기타 여러 재료들도 몸에 해로운 것들뿐이다. 이처럼 케이크는 기분 좋은 날 먹기에는 어울리지 않는 음식이다. 잘라 주는 케이크를 받고서도 먹기가 망설여진다.

이때는 떡을 케이크 대신 사용하면 훌륭한 축하 음식이 된다. 자연 재료를 이용하여 맛과 향을 내고 장식을 하면 건강에도 좋고 분위기도 살릴 수 있다.

세계 식품으로도 손색이 없다

빵이 없는 나라는 없다고 해도 틀린 말이 아닐 정도로 빵은 세계인 다수가 즐겨 먹는 음식이다. 이는 빵을 먹는 나라들이 인류문명을 선도해 왔기 때문이지, 빵이 떡보다 더 훌륭한 음식이어서는 아닐 것이다. 하지만 지금까지 살펴보았듯이 떡이 빵보다는 더 낫다. 앞으로 떡이 여러 가지 장점을 갖고 있는 좋은 음식이라는 사실이 알려지게 되면 전 세계인들이 떡을 즐겨 찾는 날도 오지 않겠나 하는 생각을 해본다.

떡도 현미로 만들자

인절미, 송편, 시루떡, 가래떡, 백설기 등 우리들이 즐겨 먹는 떡은 모두 흰쌀가루를 이용해서 만든다. 떡이라면 으레 흰쌀가루로 만들어야 한다고 생각한다. 희고 깨끗해야 보기도 좋고 먹음직스럽다고 여기는 고정관념 때문이다. 하지만 흰쌀이 건강에 좋지 않다는 사실을 알게 된 이상 흰떡만 고집할 수는 없다.

떡에 대한 고정관념만 버린다면 현미로도 얼마든지 떡을 만들 수 있다. 흰떡에 비해서 부드럽지 않고 단맛이 좀 덜하긴 하지만 건강을 생각한다면 얼마든지 수용할 수 있는 정도다. 또 여러 가지 재료들을 사용한다면 현미로도 맛있는 떡을 만들 수 있다.

현미떡은 훌륭한 대용식이 될 수 있지만 몇 가지 단점도 있다는 것을 기억할 필요가 있다. 쌀을 가루가 되도록 빻기 때문에 섬유질이 분쇄되어 기능을 일부 상실하게 된다. 또 가루가 됨으로써 소화·흡수가 현미밥에 비해 빨라지기 때문에 이 역시 어느 정도 단점이라고 할 수 있다.

　이제부터는 빵을 먹을 바에야 차라리 떡을 먹도록 하자. 그것도 현미떡이면 더 좋다. 현미떡은 영양적인 측면에서 볼 때, 현미밥만은 못하지만 그래도 그럭저럭 간편하고 건강에도 괜찮은 식품이다.

현미로 간식 만들기

　하루 세끼 식사만 하고 간식은 아예 입에 대지 않는 사람은 별로 없다. 특히 명절이나 남들과 함께 어울리는 자리에서는 흔히 간식을 먹게 된다. 텔레비전이나 신문, 라디오 같은 대중매체에서는 하루 종일 쉬지 않고 먹을거리들을 광고한다. 맛있고 보기 좋고 간편한 간식거리들이 공장에서 쏟아져 나오고 있는데, 그 중에서 건강에 해가 되지 않는 것은 별로 없다.

　물론 간식이라는 게 꼭 먹어야 하는 것은 아니다. 요즘처럼 너무 많이 먹어서 걱정인 상황에서는 가능하면 간식을 먹지 않는 것이 좋다. 하지만 사람이 살아가면서 그렇게만 할 수도 없는 노릇이니, 간식을 먹더라도 가능하면 덜 해로운 것을 선택하는 지혜가 필요하다.

　우리 민족은 오래 전부터 쌀로 만든 간식을 즐겨 왔다. 하지만 이런 간식들 대부분은 흰쌀로 만든 것이어서 썩 좋다고는 말할 수 없다. 현미로 만든 것에 비하면 훨씬 못하다. 현미로 만든 떡볶이, 현미 뻥튀기, 현미로 만든 강정, 현미 미숫가루 등등 쌀로 만들 수 있는 간식은 모두 현미로 만들 수 있다. 백미로 만들던 간식을 현미로 만들면 해롭지 않으면서도 먹는 즐거움도 누릴 수 있는 군것질거리가 될 수 있다.

4

현미,
사람을 살리는 친환경 먹을거리

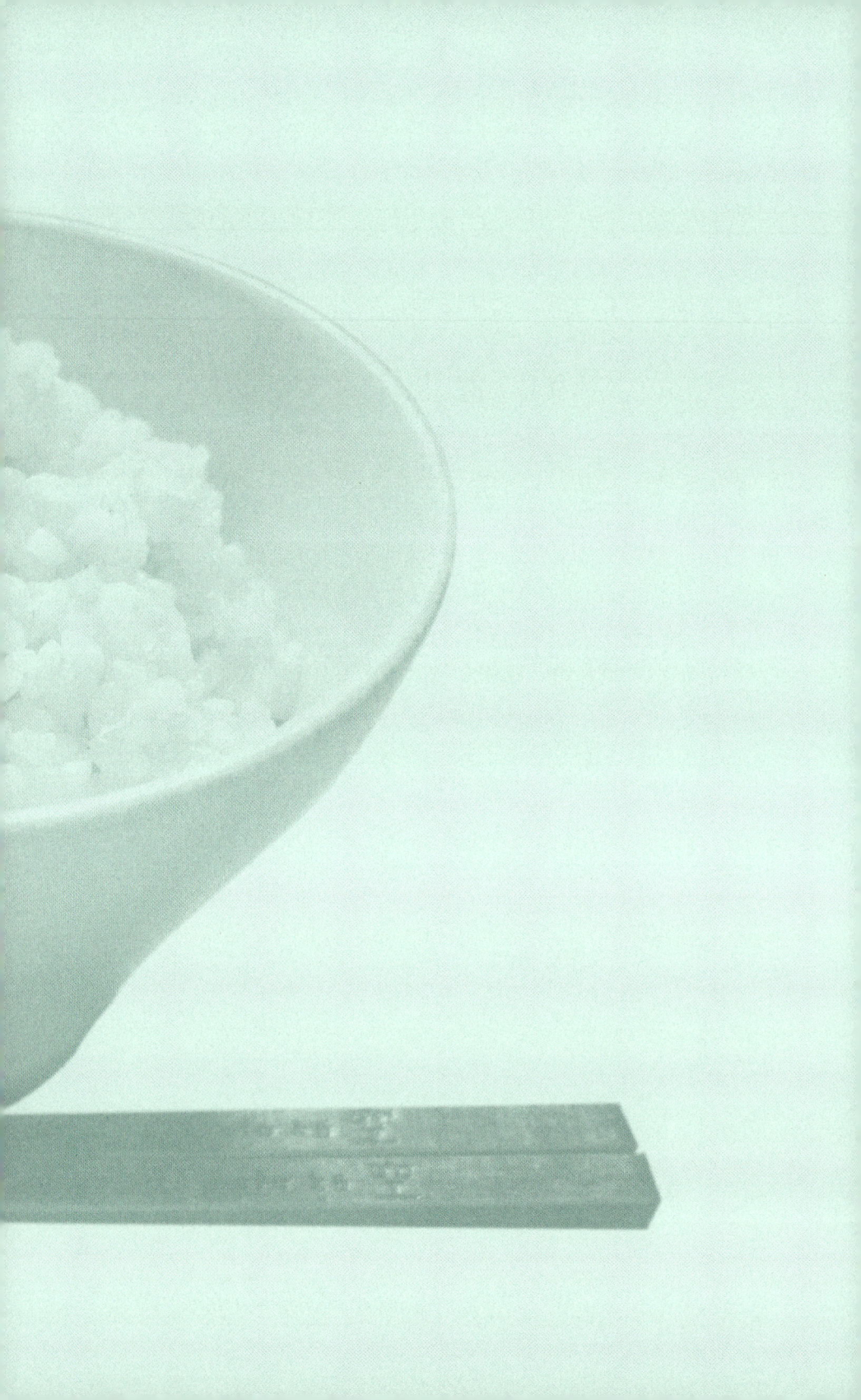

현미식은 평생 졸업하지 말아야 할 건강식

쌀은 하는 역할에 비해 가격이 형편없이 싸다. 없으면 생존이 불가능할 정도로 매우 가치가 높고 중요한 식품인데도 불구하고 다른 식품에 비해 거의 헐값이다. 쌀의 가격은 백미냐 현미냐에 따라서도 약간 차이가 나고, 일반적인 농법으로 재배했느냐 무농약 쌀이냐 유기농 쌀이냐에 따라서도 가격차가 난다. 하지만 그 어떤 쌀이라 해도 동물성 식품에 비해 값이 비교할 수 없을 정도로 아주 저렴하다.

2005년 10월 12일에 통계청에서 발표한 내용에 의하면, 세계 34개 나라의 주요 식료품 가격을 비교한 결과 우리나라의 소고기 1킬로그램 가격은 46,300원이었고 당시 우리나라의 쌀 1킬로그램 가격은 2,250원 정도였다. 식품에 들어 있는 영양소 함량이 각각 다르기 때문에 일정한 무게에 대한 가격만 단순 비교하는 것은 의미가 없고 그 식품에 들어 있는 칼로리를 고려한 가격을 비교하는 것이 더 합리적이다.

이런 기준으로 소고기와 쌀 가격을 비교해 보자. 소고기 100그램은 116kcal를 내고 쌀 100그램은 360kcal를 낸다. 소고기에는 물이 많이 포함되어 있는 반면, 쌀은 건조된 식품이라서 이런 차이가 난다. 이를 다시 1cal를 내는데 필요한 가격으로 환산해 보면 소고기의 값은 40원이고 쌀은 0.63원이다. 무려 63배 차이가 난다. 물론 소고기보다 싼 다른 동물성 식품과 비교하면 쌀과의 가격차가 줄어들 것이고, 반면 생선회처럼 더 비싼 동물성 식품과 비교하면 가격차가 더 벌어질 것이다.

어쨌든 동물성 식품은 몸에서 하는 역할에 비해서 가격이 너무 비싸다. 몸에 필요하지도 않으면서 값은 오히려 더 비싼 셈이다. 반대로 쌀은 매우 가치 있는 식품임에도 불구하고 가격이 무척 싸다. 제 정신이라면 무엇을 선택해야 하는지가 분명해진다.

쌀뜨물이 생기지 않는 쌀

밥을 할 때는 먼지나 벌레, 기타 불순물들을 제거하기 위해 쌀을 물로 씻는다. 백미는 씻을 때마다 쌀뜨물이 나와서 물을 뿌옇게 흐리지만 현미는 그렇지가 않다. 현미는 속껍질에 싸여 있기 때문에 처음 한두 번 물로 씻을 때는 껍질에 묻어 있던 것들이 씻겨 나오면서 물이 약간 흐려지는데, 그 다음부터는 거의 맑은 물이 된다. 반면에 백미는 속껍질이 깎여나가고 없기 때문에 계속해서 쌀 성분이 녹아 나오면서 물을 흐린다. 백미를 박박 문질러 씻을 경우에는 더 진한 쌀뜨물이 나온다.

쌀뜨물이 생긴다는 말은 크게 두 가지 문제점이 있다는 것을 알려 준다. 첫 번째는 쌀의 성분이 씻겨 나가서 그만큼 영양소가 줄어든다는 것을 의미한다. 양이 많지 않다고 할 수도 있으나, 수십 년 동안 계속된다면 적은 문제도 아니라고 생각할 수 있다. 두 번째 문제점은 수질 오염이다. 쌀뜨물로 인해서 냄새도 나고 물이 썩을 수 있다. 현미는 사람 몸에도 좋지만 환경에도 좋은 쌀이다.

현미식은 졸업이 없다

평소에는 백미를 먹다가 병이 생기면 당황해서 그때부터 현미식을 시작하는 경우가 있다. 그러다가 병이 조금 나아지는 기미가 보이면 현미식을 중단하고 예전의 백미식으로 되돌아가는 경우가 허다하다. 입원해서 치료를 받으며 현미식을 먹는 환자들 중에도 언제쯤 현미식을 그만 먹어도 되느냐고 묻는 사람들이 있다. 필요할 때만 일시적으로 현미식을 먹다가 문제가 해결되면 백미식으로 돌아가는 게 당연하다고 생각하는 것이다. 이처럼 많은 사람들이 현미를 환자만 먹는 쌀로 알고 있다. 아프면 음식을 가리고 아프지 않으면 그럴 필요가 없다는 고정관념에 사로잡혀 있는 것이다.

앞에서 계속 살펴보았듯이 현미는 사람이면 누구나 먹어야 되는 쌀이다. 환자뿐만 아니라 건강한 사람도 먹어야 하고 어른들 뿐만 아니라 어린아이들도 먹어야 하는 쌀이다. 아프기 전에 현미식을 하는 것이 더 현명하고 어른이 되어서 현미식을 시작하는 것보다는 어릴 때부터 먹는 것이 훨씬 더 좋다. 현미식은 매우 보편적인 건강법이다.

치명적이지만 않다면 현미식을 시작하는 기회를 가져다 주는 가벼운 병은 오히려 행운이라고 보아야 한다. 이 행운을 병이 나은 이후에도 계속 자기 것으로 만들어야 한다. 현미를 먹는 일에는 졸업이 없다.

현미 먹는 문화를 만들고 퍼뜨리자

시장에서 현미를 사면 백미에 비해서 값을 더 많이 주어야 한다. 현미밥을 먹는 것이 좋다는 권유를 하면 현미는 비싸서 사 먹기 어렵다는 말을 하는 사람들이 많다. 어느 모로 보나 현미가 더 싸야 하는데 이상하게도 백미보다 더 비싸다.

이상한 현미 가격

같은 양의 벼를 도정하여 백미를 만드는 것보다 현미를 만들면 양이 더 많아진다. 현미에 붙어 있는 씨눈과 속껍질이 백미에는 없기 때문이다. 씨눈과 속껍질이 차지하는 비율이 현미 전체의 8%나 되기 때문에 이 비율만큼 현미의 양이 더 많을 수밖에 없다. 이런 이유 때문에라도 현미의 값은 백미에 비해 8% 정도 싸야 정상이다. 뿐만 아니라 백미로 만들기 위해서는 그만큼 인건비가 더 많이 들고 도정하는데 드는 에너지 비용도 늘어날 수밖에 없다. 이런저런 이유를 감안하면 현미가 백미보다 적어도 10% 이상 더 싸야 한다.

사람들은 쌀이라고 하면 으레 백미를 생각한다. 거의 모든 쌀을 백미로 도정하기 때문에 별도로 현미를 도정하는 일이 번거로울 수는 있다. 현미로 도정하다가 다시 백미로 도정할 경우, 도정기 속에 남아 있던 현미가 백미에 섞여 상품성을 떨어뜨리는 원인을 제공하기도 한다. 백미와 섞이지 않게 포장하고 유통시키는 것 역시 신경 쓰이는 일이다.

이런 저런 이유로 백미 값을 더 많이 받으면 몰라도 오히려 현미보다 백미를 더 싸게 팔면서도 현미를 취급하려 하지 않는다. 찾는 사람이 적다는 게 그 이유일 것이다. 그래서 싸야할 현미가 오히려 더 비싼 값에 팔리고 있다.

만약 현미 먹는 사람이 많아지면 지금보다 현미 값이 더 싸게 될 것이 틀림없다. 지금처럼 왜곡된 현미가격은 반드시 바로 잡아야 한다.

현미 먹는 문화 만들기

현미가 몸에 좋다는 건 더 이상 설명이 필요치 않다. 이제 남은 것은 많은 사람들이 현미를 먹고 건강해질 수 있는 환경을 조성하는 일이다. 몇 가지 방법을 살펴보면 다음과 같다.

❶ 현미 가격을 낮춘다

싸면 사고 비싸면 사지 않는 것이 인지상정이다. 많이 먹게 하려면 싸게 팔아야 한다. 그런 이유에서라도 현미 값을 내려서 많이 사먹게 해야 한다. 정부에서 보조금을 주는 방식을 택하면 가능할 것이다. 현재는 현미가 더 비싼데 보조금을 지급하여 백미보다 현미를 더 싸게 만들면 소비가 늘어날 것이 틀림없다. 현미만 파는 양곡가게에는 여러 가지 혜택을 주는 것도 한 가지 방법이다.

더 적극적으로 현미를 먹게 하려면 백미값을 올리면 된다. 백미에 건강세 혹은 특별소비세를 매겨 소비를 억제하는 것도 현미 소비를 늘리는 한 가지 방법이 될 수 있다. 백미를 먹으면 건강을 해치기 때문에 건강세를 받는 것은 이치에 어긋나지 않을 것으로 보인다. 해로워도 굳이 먹겠다고 하면 특별히 돈을 더 내고 먹게 하면 된다.

❷ 현미밥을 먹도록 강제한다

정부나 지방자치단체의 힘이 미치는 곳에서는 어느 정도 현미밥을 먹도록 강제하는 것도 필요하다. 완전 현미밥까지는 아니더라도 일정 비율로 현미를 섞게 하면 된다. 공공장소에서 담배를 피우지 못하게 함으로써 국민의 건강을 증진시키려는 것과 마찬가지로 현미를 먹도록 하기 위해 개인의 자유를 일부 제한하는 것도 크게 문제가 되지는 않으리라 생각한다.

체력이 무엇보다 중요시되는 군인들의 부대급식, 미래의 국가 주역

이 될 청소년들의 학교급식 등에 의무적으로 현미밥을 제공하도록 하면 좋다. 완전 현미밥이면 더 좋겠지만 일부라도 섞어서 밥을 하면 그만큼은 효과적이라고 할 수 있다. 식습관은 젊을수록 고치기 쉽기 때문에 큰 무리 없이 단체 급식에 현미밥을 정착시킬 수 있을 것으로 판단된다.

❸ 현미밥을 먹도록 장려한다

기업체 구내식당에는 적절한 장려책을 쓸 수 있을 것이다. 현미밥을 제공하면 세제 해택을 준다거나, 차라리 현미를 싼 값에 공급하는 방식을 택할 수도 있다.

병원 급식도 현미밥을 제공해야 한다. 현미밥을 먹는 환자들에게는 식대를 감면해 주는 등의 유인책을 쓸 수도 있다. 현미밥을 전문으로 파는 대중음식점에는 세제해택을 주거나 추천할 만한 음식점으로 지정해서 간접적인 광고 혜택을 주는 방법을 쓸 수 있다.

❹ 교육과 홍보

현미의 중요성에 대해서 모든 국민들을 대상으로 교육을 해야 한다. 학교에서 학생들을 대상으로 가르치고 영향력 있는 대중매체를 통해 국민들을 교육해야 한다.

❺ 건강 관련 종사자들을 대상으로 한 특별 교육

의사, 한의사, 치과의사, 간호사, 약사 등 건강에 관련된 직종에 종사하는 사람들에게 현미에 관한 특별교육을 실시하는 것도 필요하다. 전문인들의 말 한마디는 일반인들에게 큰 영향을 미치기 때문이다.

이렇게 하면 대한민국이 현미국가가 되는 것도 어렵지 않다. 건강에 좋은 현미를 먹는 문화가 나라 전체에 자리 잡을 수 있도록 정부와 기업, 대중매체와 건강관련 종사자, 현미식을 실시하고 있는 일반인들까지 함께 나서서 다양한 장려책과 홍보, 교육을 해나간다면 대한민국의 건강지수는 지금보다 훨씬 더 좋아질 것이 확실하다.

현미식이 밥 굶는 문제를 해결한다

　현미를 먹으면 동일한 쌀 생산량으로 더 많은 사람이 먹고 살 수 있다. 현미의 크기를 100으로 보면 백미는 92에 해당한다. 현미를 더 깎아서 백미를 만들기 때문에 이런 차이가 나는데 현미로 먹으면 쌀 생산량이 8% 늘어나는 것과 같다. 평년에 비해서 농사가 아주 잘 되었을 때 쌀 생산량이 약 3% 정도 늘어난다고 하는데, 이를 생각하면 8%가 얼마나 많은 양인지 알 수 있다. 만약 우리나라 국민 모두가 현미를 먹는다면 인구의 8%에 해당하는 384만 명의 식량이 절약되는 셈이다. 굶주리는 사람을 그만큼 살릴 수 있다는 계산이 된다.

　현미를 먹으면 식량 부족 문제를 줄일 수 있는 또 다른 이유가 있다. 현미는 백미보다 적게 먹어도 배가 부르기 때문에 쌀 소비가 줄어들고 그만큼 식량이 남는다. 사람마다 다르지만 현미를 먹으면 대략 20% 이상 적게 먹어도 든든한 느낌이 든다. 20%는 960만 명이 먹을 수 있는 양이다. 현재 우리나라는 쌀이 남아도는 실정이다. 그러나 세계적으로 보면 식량이 절대적으로 부족하다. 북한만 해도 굶어죽는 사람이 속출하고 있다.

우리가 백미 대신에 현미를 먹으면 많은 사람을 먹여 살릴 수 있다. 현미밥을 먹는 것은 가난한 이웃을 배부르게 하고 자신의 몸도 살리는 일석이조의 결과를 가져온다.

쌀 농업의 중요성

농자천하지대본(農者天下之大本)이라는 말은 고서(古書)에서나 찾아볼 수 있을까 요즘에는 거의 잊혀진 말이다. 농업(農業)은 천하(天下)의 사람들이 살아가는 큰 근본이라는 뜻이다. 사람은 먹지 않고는 살 수 없는 존재이기 때문에 농산물이 으뜸의 가치를 지닌다는 뜻이다. 중요하지 않은 농산물이 어디 있을까마는 그 중에서도 쌀은 특별한 의미를 갖고 있다. 그러니 위의 말을 천하의 근본이 되는 가치는 쌀이라고 해석해도 크게 틀리지 않을성 싶다.

사람은 누구나 흙을 멀리 하고 싶어 한다. 손에 흙물이 들까봐 피할 길을 궁리한다. 능력이 되고 기회만 있으면 농촌을 떠나려고 한다. 무한경쟁의 시대에 낙오자만 농사를 짓는 것으로 생각하는 듯하다. 이런 가치 전도의 시대에도 불구하고 농사는 천한 생업이 아니라 생명을 심고 수확하여 이웃의 생존을 지탱해 주는 큰 근본임에 변함이 없다.

우리가 쌀농사를 포기하지 않고 계속해야 할 이유가 어디에 있는지 생각해 보도록 하자.

❶ 쌀의 자급자족은 생존의 문제다

최소한 자기 먹을 것은 스스로 생산할 수 있어야 한다. 우리가 쌀 이외의 수없이 많은 것들을 누리고 있지만 이들이 생존과 직결되는 것들은 아니다. 그것들이 없다고 당장 죽지는 않는다. 하지만 쌀이 없으면 곧바로 생명이 위협받는다. 먹지 못하면 아무 것도 할 수가 없다. 뿐만 아니라 먹지 못하면 몸에 병이 생긴다. 쌀은 생명 그 자체다. 따라서 식량은 그 무엇보다도 우선적으로 확보되어야 한다.

식량안보라는 말이 있다. 식량이 없으면 나라의 안전이 보장되지 않는다는 의미일 것이다. 한 나라의 존립이 식량 확보에 달려 있다고 할 정도로 쌀의 자급은 중요하다.

❷ 자급률 감소가 위험 수위를 넘어섰다

우리는 주로 쌀로 밥을 해 먹는다. 보리·밀·조·수수·옥수수·콩 등 이른바 잡곡을 섞어서 밥을 해 먹기도 하고 감자나 고구마로 밥을 대신하기도 하는데, 이런 모든 것들을 식량작물이라고 부른다.

2005 양곡년도(2004년 11월~2005년 10월)에 우리나라에서 생산된 식량작물은 모두 5,520,396톤에 이른다. 이 중에서 쌀이 4,768,368톤이고 나

머지를 합친 것이 752,028톤이었다. 전체에서 쌀이 차지하는 비율이 86.4%이고 나머지 모두를 합친 것이 13.6%다. 이처럼 식량작물 중에서 쌀이 차지하는 비율이 절대적으로 높기 때문에 식량 자급률을 올리기 위해서는 무엇보다도 쌀 생산량을 늘리는 수밖에 없다.

  2005년에 생산된 식량이 될 만한 모든 것을 그 해의 인구(2005년 우리나라 총인구는 47,041,434명)로 나누어 보았을 때 일인당 117.4킬로그램이었다. 사람이 제대로 활동할 수 있으려면 연간 164킬로그램(하루 450그램) 정도는 먹어야 하는데 여기에 훨씬 못 미치는 수치다. 결국 배불리 먹는 양의 72% 정도만 먹었다는 말이며 연간 261일은 음식을 먹고 104일은 굶었다는 말이 된다. 우리나라의 비만 인구가 심각한 수준이라는 것은 다 아는 사실인데 104일이나 먹지 않는데도 살이 찐다는 말은 우리나라에서 생산된 식량작물이 아닌 다른 것을 먹는다는 의미가 된다. 수입한 사료로 생산한 고기·생선·계란·우유와 수입된 밀가루와 설탕을 먹었다는 얘기다.

식량을 남의 손에 맡길 수는 없다

    2005년 국내총생산은 약 787조 원, 총수출액은 약 284조 원이며 같은 해 국내에서 생산된 쌀을 돈으로 환산하면 약 10조 원 정도가 된다. 통계청 자료에 의하면 2005년 국내총생산은 7,875억 달러, 총수출액은 2,844억 달러, 쌀 생산량은 4,768,368톤이었다. 쌀값은 80킬로그램 한 가마당 17만원으로 계산하였으며 환율은 편의상 1달러에 1,000원으로 계산하였다. 국내 시장 가격으로 계산했을 때가 이 정도지 세계 곡물시장 가격으로 계산하면 10조 원의 가격이 반 이하로 줄어들고 만다. 결국 쌀값은 국내총생산의 약 1.3%, 수출총액의 3.5%를 차지할 정도로 미미한 수준이다. 쌀농사가 이정도 비중밖에 안돼서 쉽게 무시해 버리는 건 아닌가 싶기도 하다.

    모든 무역 장벽을 허물고 자유롭게 상품을 사고파는 세계적인 흐름

속에서 이 정도 비중밖에 안 되는 쌀시장을 지키기 위해서 공산품을 팔 수 있는 기회를 놓친다는 것은 어떤 면에서 큰 손해로 보이기도 한다. 조금 가난해도 안정을 택할 것인가, 아니면 모험을 무릅쓰고 부를 추구할 것인가?

사먹으면 된다는 어리석은 생각

세계 분업화 추세에 따라 공산품을 수출하여 번 돈으로 쌀을 수입해 먹으면 된다고 생각하는 사람들이 많다. 하지만 세상이 언제나 우리 희망대로 되는 것은 아니다. 곡식을 먹어야 할 세계 인구는 점점 늘어나고 있다. 지구 곳곳에서 기상이변으로 인한 자연재해가 빈발하여 농사를 망쳐놓는 경우도 허다하다. 세계 곡물시장은 몇몇 곡물상의 손에 좌우되고 있다.

이러한 사실들만 보아도 돈이 있다고 언제든 쌀을 사 올 수 있는 형편이 아니라는 것을 금방 알 수 있다. 살 수 있는 쌀이 없다든지, 비싸게 달라든지, 돈을 줘도 안 팔겠다고 하면 어떻게 할 것인가? 이렇게 되면 쌀이 바로 무기로 변하여 우리의 목을 죈다. 석유가 무기가 될 수 있다는 것을 알고 있다면 식량은 그보다 훨씬 더 하다는 사실을 알아야 한다. 석유야 없어도 불편할 뿐이지만 쌀이 없으면 곧바로 죽음을 피할 수 없기 때문이다.

쌀을 생산하는 나라가 항상 선의를 가지고 있다면 안심해도 된다. 흉

년이 들어도, 자기 나라 국민이 먹지 못해도 우리에게 판다면 얼마나 좋겠는가. 우리의 운명을 남의 선의(善意)에 맡기고 살려는 어리석음을 범해서는 안 된다.

필요할 때 다시 지으면 된다는 생각

쌀을 사먹다가 여건이 나빠지면 다시 쌀농사를 지으면 된다고 생각할 수도 있다. 하지만 이는 너무 순진한 생각이다. 쌀 생산은 오랜 시간이 필요하다. 벼는 봄에 못자리를 낸 후에 모내기를 하고 늦은 가을에 수확을 한다. 파종하고 수확할 때까지 무려 6개월의 시간이 필요하다. 쌀은 공장에서 만들어내는 공산품처럼 필요할 때마다 금방금방 손에 넣을 수 있는 게 아니다. 봄에 쌀이 떨어진다면 추수할 때까지 6~7개월을 굶어야 하고 초겨울에 그런 사태가 발생하면 1년을 기다려야 하는데 견뎌 낼 수 있겠는가?

종자(씨)는 오래 묵으면 싹을 내는 힘이 떨어진다. 수확 후에 경과 시간이 짧을수록 발아력이 좋다. 그래서 내년에 뿌릴 씨는 금년에 거두어들인 것 중에서 고른다. 이처럼 씨로 쓰기 위해서는 매년 농사를 지어야 하는데 오랫동안 땅을 묵혀 두면 씨를 어떻게 구한단 말인가. 요즘은 종자 보관 기술이 좋아져서 상당기간 저장이 가능하다고는 하지만 적은 양도 아닌데 모든 것을 해결하기에는 어려움이 많다. 뿐만 아니라 보관을 위한 물리적, 기술적 비용도 적지 않게 들어갈 것이다.

물론 종자를 생산하기 위해서 일부만 농사를 지어도 가능하기는 하다. 하지만 그럴 정도로 사려 깊은 국민들이라면 자기 나라에서 생산된 쌀을 먹어야 한다는 주장을 할 필요도 없을 것이다.

쌀농사는 아무나 할 수 있는 게 아니다. 씨만 뿌려 놓는다고 마음먹은 대로 자라주는 게 아니기 때문이다. 해마다 되풀이해서 쌀농사를 지으며 경험을 쌓아야 제대로 지을 수 있다. 쌀농사 경험을 가진 나이 많은 농민이 돌아가신 후에는 어떻게 될지 걱정이다. 어디에서 농사꾼을 데려온단 말인가. 논은 매년 갈고 잡초를 뽑아내야 한다. 오랫동안 놀려두면 억센 풀이 나고 나무들이 자라기 시작해 쌀농사를 지을 수 없게 된다. 그런 상태에서 어느 날 갑자기 모내기를 할 수는 없다.

이처럼 쌀 생산 시스템은 한 번 흐트러지면 다시 세우는데 많은 시간이 걸릴 뿐만 아니라 결코 쉬운 일이 아니다.

자급률을 늘리기 위한 대책

식량 작물의 자급률을 높이기 위해서는 인구를 줄이거나 쌀 생산량을 늘리는 수밖에 없다. 인구를 줄여 자급률을 늘리려는 것은 현재와 같이 낮은 출생률을 걱정해야 하는 형편에서는 해답이 될 수 없다.

도시의 확대, 도로의 신설과 확장, 공장 신설, 서비스 관련 건물의 신축 등으로 인해 해마다 큰 규모의 논이 사라지고 있다. 조금 좁은 집에 살고 교통이 다소 불편하고 산업 생산 시설이 약간 적더라도 논을 뭉개

버리는 일만큼은 피해야 한다. 생산을 늘리지는 못할망정 더 줄어드는 것만큼은 적극적으로 막아야 한다. 물론 많은 희생이 따라야 하는 만큼 쉽지만은 않은 일일 것이다.

쌀만 먹어도 자급자족이 될 만큼 쌀농사를 계속하려면 먼저 혁명적인 의식 변화가 있지 않으면 불가능하다. 쌀농사를 경제적인 측면으로만 보아서는 안 된다. 결코 가격으로 환산할 수 없는 가치를 지니고 있기 때문이다. 가격의 척도가 아니라 가치의 척도로 보는 인식의 대전환이 필요하다. 자신의 생명을 남의 손에 맡기는 어리석음을 범하지 않기 위해서라도 모두의 각성이 절실히 요구되는 시점이다.

유기농 현미식이 쌀 문제를 해결한다

   소비량의 꾸준한 감소로 인해 쌀이 남아도는 바람에 값이 내려 쌀 생산 농가의 시름이 깊어지고 있다. 정부는 쌀을 보관하는데 많은 경비가 든다고 말한다. 농사를 짓지 않고 논을 놀리면 보상을 해 주는 제도도 시행되고 있다.

   해마다 수십 만 톤의 쌀을 북한 동포에게 보내고 있는데도 쌀이 남는다고 한다. 모자라는 것보다는 낫지만 지나치게 과잉 생산되는 것도 작은 문제는 아니다.

쌀 생산량과 소비량

2005 양곡년도(2004년 11월~2005년 10월)의 쌀 생산량은 4,768,368톤

이었고, 2005년 우리나라 총 인구는 47,041,434명이었다. 인구 1인당 101.4킬로그램을 먹을 수 있는 쌀을 생산한 셈이다. 반면 2005년 우리나라 국민 1인당 연간 쌀 소비량은 80.7킬로그램, 그러니까 한가마를 약간 넘는 수준으로 조사되었다.

결국 1인당 생산량에서 소비량을 뺀 20.7킬로그램이 남았다는 말이다. 매년 이와 비슷한 양이 남는다고 가정하면 재고가 크게 늘어나리라는 것을 어렵잖게 짐작할 수 있다.

과잉 생산이 아니다

만약 우리 국민이 하루 세끼를 모두 쌀밥으로 먹는다면 1인당 연간 쌀 두가마를 조금 넘는 164킬로그램이 있어야 한다.* 물론 그 중에는 쌀을 전혀 먹지 않고 젖만 먹는 유아도 있고, 밥을 적게 먹는 어린이들이나 노인들도 있고 한 그릇 이상씩 먹는 청소년들과 장정들도 있으나 평균적으로 한 끼에 보통 크기의 공기밥 한 그릇 정도를 먹는다고 가정해서 나온 수치다.

실제 필요한 양은 164킬로그램인데 생산량이 101.4킬로그램밖에 안 되니까 연간 1인당 62.6킬로그램의 쌀이 모자란다는 계산이 나온다. 이것은 140일 분량의 식량에 해당할 만큼 엄청난 양이다. 쌀이 남아도는

---

*한 끼에 쌀 150그램, 즉 한 홉이 약간 안 되는 양으로 하루 세끼를 1년 동안 먹을 때의 소비량

현상은 쌀 생산이 지나치게 많아서가 아니라 필요한 양만큼 쌀을 먹지 않아서 생기는 문제다.

유기농이 해결책

쌀이 남는 가장 중요한 원인은 몸에 해로운 것을 먹느라고 쌀을 적게 먹기 때문이다. 그러므로 이 문제를 해결하는 가장 효과적인 방법은 쌀을 많이 먹도록 하는 것이다. 하지만 쌀밥보다 더 맛있는 것들이 많다고 생각하는 이상 쌀소비가 쉽게 늘지는 않을 것으로 보인다. 우리보다 앞서 이런 문제를 겪은 일본의 경우를 보더라도 충분히 그럴 것으로 예상할 수 있다.

다음으로 생각해 볼 수 있는 해결책은 쌀 생산을 줄이는 것이다. 그렇다고 쌀농사로 먹고 사는 농민들에게 피해가 가거나 환경을 해치는 방법은 바람직하지 않다.

현재 생산되는 대부분의 쌀은 농약과 제초제와 화학비료를 사용해서 관행농법이나 화학농법으로 기른 것이다. 반면, 유기농 쌀은 이런 화학제품들을 전혀 사용하지 않고 친환경적인 방법으로 기른 것을 말한다. 일반적인 방법으로 쌀농사를 지으면 유기농으로 기르는 것에 비해서 2배 정도 수확량이 많고 가격은 약 절반 정도가 되는데, 유기농 쌀농사를 지으면 그 반대가 된다.

유기농 쌀농사는 관행농법에 비해서 손이 많이 가고 힘이 든다. 하지만 현재 유기농으로 쌀을 생산하는 농가들이 적지 않고 점점 늘어나고 있는 것만 보아도 어렵기만 한 문제는 아니라는 것을 알 수 있다. 이런 사실을 잘 이용하면 쌀이 남아도는 문제를 어렵지 않게 해결할 수 있다. 모든 쌀을 유기농으로 생산하고 현미로 먹으면 쌀이 남는 문제를 쉽게 해결할 수 있다.

관행농법으로 농사를 지으면서 경작면적을 줄이는 것도 생산량을 줄이는 방법이기는 하다. 하지만 오랫동안 놀려 놓으면 논이 황폐화된다. 언제 다시 농사를 지어야 할지 모르기 때문에 논을 항상 준비된 상태로 보존해야 하는데 그게 쉽지 않게 된다. 또 그렇게 하면 쌀을 생산하는 농민들의 수입이 감소하는 문제가 발생한다. 따라서 경작을 줄여 쌀 과잉생산을 해결하려는 것은 좋은 방법이 아니다.

문제는 유기농 쌀을 소비자가 사 먹어야 하는데 이는 간단한 문제가 아니다. 아무리 건강에도 좋고 쌀이 남아도는 문제를 해결할 수 있다고 얘기해도 값이 비싸다며 사먹지 않으면 말짱 도루묵이다. 1인당 연간 쌀 소비량인 80.7킬로그램의 유기농 쌀값은 약 350,000원 정도가 되는데 일반미 값 175,000원을 빼면 추가로 175,000원을 더 부담하는 셈이다. 즉 한 달에 14,600원을 더 쓰게 된다.

이 돈은 매달 내는 휴대폰 사용료의 절반 정도에 불과하며 하루 두 번 타는 대중교통요금의 한 달 치 금액 1/3에 불과하다. 마음만 먹으면 얼마든지 가능한 일이다. 현재로서는 식량자원의 보존과 건강을 위해 그 정도의 돈을 기꺼이 지불할 수 있도록 교육하고 알리는 길밖에 없다. 유기농 쌀농사는 쌀이 남아도는 문제의 해결책일 뿐만 아니라 먹는 사람의 건강에도 좋고 환경에도 이로우며 농사를 짓는 농민의 건강과 소득에도 도움이 된다는 것을 모두가 깨달아야 한다.

맺음말

모든 곡식 중에서도 쌀은 우리 땅에서 재배하기에 알맞을 뿐만 아니라 완전식품이라고 해도 손색이 없을 정도로 몸에 좋은 식품이다. 특히 백미가 아닌 현미는 몸이 요구하는 성분을 두루 갖추고 있으면서도 불필요한 것이 전혀 들어 있지 않은 이상적인 식품이다. 하지만 이를 외면하고 고기·생선·우유·계란과 같은 동물성식품을 비롯한 좋지 않은 식품을 탐하기 때문에 많은 문제가 생기고 있다.

질병이 만연하고 있는 이 시대에 현미밥의 중요성은 무척 크다. 현미밥채식은 고혈압, 심-뇌혈관질환, 당뇨, 대장암, 비만, 변비와 같은 여러 질병을 예방하고 치료하는 중요한 수단이다. 하찮아 보일 수도 있고 귀찮게 여길 수도 있다. 하지만 현미밥채식은 때때로 기적 같은 일을 해낸다는 점을 명심하기 바란다.

현미밥채식은 식량부족을 해결하는데도 기여하며 수질 오염을 줄이는데도 큰 역할을 할 수 있다. 뿐만 아니라 식량 안보를 위해서도 반드시 필요하고 그렇게 해야 할 식생활이다. 나를 위해서 그리고 이웃과 환경을 위해서도 현미밥채식은 더 이상 늦출 이유가 없다. 많은 사람들이 건강한 음식문화를 되찾고 이를 통해 사람도 자연도 보다 건강해지길 바란다.